康复技术规范化培训系列教材

盆底康复评定与治疗技术
操作规范

总主编　何成奇
主　编　李建华
副主编　吴方超　谢臻蔚　吕坚伟　王于领　王　达

编委（按姓氏笔画排序）

马可云	王　达	王于领	王小榕	王茂源	王佩佩
毛　利	文　伟	叶　晔	邢倩倩	吕坚伟	朱丽萍
任延巍	刘兆雪	寿依群	劳伟峰	李　强	李一飞
李扬政	李旭红	李建华	李香娟	杨宽女	吴　皓
吴方超	何　晴	余燕岚	邹朝君	宋光辉	张　凯
张子平	张正望	张伟波	张灵棋	陈文君	郑　重
郝　彦	胡金娜	钟燕彪	袁　华	高　峰	黄佳茜
黄智慧	蒋　红	蒋惠瑜	储　华	谢臻蔚	楼海亚

人民卫生出版社
·北　京·

图书在版编目（CIP）数据

盆底康复评定与治疗技术操作规范/李建华主编
. —北京：人民卫生出版社，2024.11
ISBN 978-7-117-36147-7

Ⅰ. ①盆… Ⅱ. ①李… Ⅲ. ①骨盆底－康复训练－技
术培训－教材 Ⅳ. ①R711.509

中国国家版本馆 CIP 数据核字（2024）第 062882 号

人卫智网	**www.ipmph.com**	医学教育、学术、考试、健康，购书智慧智能综合服务平台
人卫官网	**www.pmph.com**	人卫官方资讯发布平台

盆底康复评定与治疗技术操作规范

Pendi Kangfu Pingding yu Zhiliao Jishu Caozuo Guifan

主　　编：李建华
出版发行：人民卫生出版社（中继线 010-59780011）
地　　址：北京市朝阳区潘家园南里 19 号
邮　　编：100021
E - mail：pmph @ pmph.com
购书热线：010-59787592　010-59787584　010-65264830
印　　刷：中煤（北京）印务有限公司
经　　销：新华书店
开　　本：787×1092　1/16　印张：10
字　　数：256 千字
版　　次：2024 年 11 月第 1 版
印　　次：2024 年 11 月第 1 次印刷
标准书号：ISBN 978-7-117-36147-7
定　　价：78.00 元

打击盗版举报电话：010-59787491　E-mail：WQ @ pmph.com
质量问题联系电话：010-59787234　E-mail：zhiliang @ pmph.com
数字融合服务电话：4001118166　E-mail：zengzhi @ pmph.com

序

　　2021年6月4日《国务院办公厅关于推动公立医院高质量发展的意见》明确要求力争通过5年努力，公立医院资源配置从注重物质要素转向更加注重人才技术要素；同年8月，国家卫生健康委等八部门发布《关于印发加快推进康复医疗工作发展意见的通知》，要求推进康复医疗领域改革创新，推动康复医疗服务高质量发展；随之，2022年2月国务院医改领导小组秘书处印发《关于抓好推动公立医院高质量发展意见落实的通知》。面对医学发展的重大转变与需求，康复医学如何高质量发展成为康复人必须面对的重要课题。

　　如何实现高质量康复？ 高质量康复的基础是规范。没有规范就没有发展，没有规范就没有高质量。目前康复技术不规范普遍存在于康复医疗、评定、治疗、护理及康复临床路径等诸多方面。同一个行政区域的不同医院对同一个患者所采用的康复医疗、评定、治疗、护理及临床路径都不一致；甚至同一个医院的不同医师、治疗师对同一位患者采取的诊治措施也不统一。所以，必须首先开展规范康复技术的相关工作。

　　康复技术如何规范？ 康复技术主要包括康复医疗技术（主要关联康复医师）、康复评定技术（关联康复医师与治疗师）与康复治疗技术（主要关联康复治疗师）。要规范康复技术就必须对康复各亚专业从业人员进行规范化培训，而实施规范化培训就必须有规范化培训教材。目前，康复亚专业主要包括神经康复、肌骨康复、呼吸康复、心脏康复、重症康复、儿科康复、盆底康复、物理治疗、作业治疗、语言治疗、假肢矫形技术及肌电图技术等，我们在全国范围内组织各亚专业的优秀专家学者编写本套规范化培训教材。教材读者对象为康复专业的应届毕业生或已工作的康复从业人员。"正其末者端其本，善其后者慎其先"。本套教材重点突出康复医疗技术、评定技术及治疗技术的规范化操作，旨在强化、培训与促进康复从业人员康复技术的规范化与同质化，相信必将在中国康复规范化与高质量发展的进程中发挥积极作用。

　　自本套教材启动编写以来，康复医学界300余位专家学者共同努力，各分册得以陆续完成。在此，特别感谢中华医学会物理医学与康复学分会第十二届委员会的全体专家及所有参与教材编写的专家和工作人员。

　　对于教材的错漏与不当之处，敬请各位专家、同道及读者不吝赐教，提出宝贵意见，不胜感激！

何成奇

2024年8月

前 言

　　盆底疾病涉及肛肠科、泌尿科、康复科、妇产科等多个学科，属于跨学科领域。这要求不同领域的专家共同合作，推动盆底康复工作的发展。随着社会人口老龄化的加剧，人们对生活质量的要求提高，盆底疾病高危人群数量急剧上升。盆底功能障碍性疾病对患者生活质量的影响深远，不仅关系到患者的日常功能，还涉及其心理健康，盆底康复工作的发展对于应对这些社会变化具有重要意义。因此，我们组织了40余位来自不同医院和学科的专家学者，共同努力，编写了这本全面、系统、规范的图书，旨在为临床工作者提供盆底功能障碍性疾病康复评定与治疗的标准化指导。

　　本书强调理论与实践的结合，着重介绍了各项技术的操作方法，以期帮助读者更好地理解和应用这些技术，进一步规范康复治疗领域医学生与医疗从业人员的操作。本书共分为三篇，内容丰富、系统性强。第一篇为"盆底康复概述"，旨在为读者提供一个宏观的认识框架。第二篇为"盆底康复评定技术与操作规范"，涵盖了从常用评估量表到盆底神经电生理检查等多种评估技术。第三篇为盆底康复治疗技术与操作规范，包括盆底运动治疗、盆底作业治疗、盆底手法治疗、盆底物理因子治疗、介入性治疗等多种治疗方法。

　　在编写本书的过程中，我们力求内容的科学性、权威性和实用性，希望能够提高广大医务工作者诊疗水平，优化患者的康复治疗过程。同时，我们也期待本书能够为盆底功能障碍性疾病的研究和教育提供参考和启发。由于编写时间紧迫，内容专业化、专科化要求高，尽管编委团队投入了大量的精力和时间以确保内容的准确性和实用性，但仍难免会存在一些疏漏和不足之处，我们诚挚地希望读者对书中可能存在的错误或不足之处提出宝贵的意见和建议，以便本书不断改进和完善。

　　最后，诚挚感谢所有参与本书编写的专家学者，感谢他们的辛勤工作和无私奉献。

李建华

2024年8月

目　录

第一篇　盆底康复概述

第二篇　盆底康复评定技术与操作规范

第三篇　盆底康复治疗技术与操作规范

第一篇 盆底康复概述

盆底康复是指科学地运用多种治疗方法对盆底功能障碍者进行康复治疗的一种综合性手段。盆底功能障碍的治疗方法众多，包括基于临床的盆底肌训练、物理治疗、药物治疗、手术治疗、健康教育和饮食调整等方面。大量研究和临床实践表明，康复治疗可有效改善盆底功能障碍患者的盆底肌收缩功能，促进盆底器官支持结构损伤或功能紊乱的恢复，缓解盆底疾病对患者日常生活的影响。

一、盆底功能障碍性疾病主要类型

盆底功能障碍的主要表现为排尿排便障碍、盆腔器官脱垂、慢性盆腔痛、性功能障碍等。

（一）尿失禁

国际尿控协会（International Continence Society，ICS）将尿失禁定义为"任何客观上的不自主的漏尿"，尿失禁表现形式可有尿急、日间尿频、夜尿多、遗尿、尿流缓慢、间歇排尿、排尿踌躇、排尿费力、尿不净感、持续性尿失禁等。

（二）大便失禁

大便失禁（fecal incontinence，FI）是指反复发生的不能控制的粪质排出，且症状持续超过3个月，主要分为被动型大便失禁、急迫型大便失禁和漏粪。主要原因为肛门括约肌功能障碍、直肠顺应性异常、直肠感觉减退、大便性状改变等。

（三）盆腔器官脱垂

盆腔器官脱垂指盆底支持组织不足以维持盆底器官在正常的位置和功能，导致器官功能下降、局部疼痛、排尿排便障碍、感染甚至出血渗液等。体检发现不同程度的盆腔器官脱垂发生概率约31%。一般来说，脱垂的症状晨轻暮重，患者常因主诉盆底异物感而就诊。

（四）慢性盆腔痛

慢性盆腔痛（chronic pelvic pain，CPP）指骨盆以及骨盆周围组织器官持续6个月及以上的周期性或非周期性的疼痛，其发病机制复杂且疼痛表现形式不一。慢性盆腔痛源自胃肠道、泌尿道、妇科疾病、肌肉骨骼、神经系统等多个系统，可伴随妇科炎症、尿路感染/结石、膀胱肿瘤、间质性膀胱炎、慢性前列腺炎、盆腔炎、子宫内膜异位症、神经源性膀胱及盆底肌筋膜炎和肌痉挛等疾病。

（五）性功能障碍

性功能障碍包括性欲缺乏、性唤起障碍、不能达到性高潮或性交痛。疲劳、压力、心理等因素均可导致性功能障碍。

二、盆底功能障碍性疾病评估方法

盆底康复涵盖康复医学科、泌尿外科、妇产科、肛肠外科、老年医学科等多个临床学科相关疾病病种。盆底康复评估需要结合临床资料，进行体格检查和专科检查。

盆底康复评估主要包括基本评估、动力学评估和影像学评估。

（一）基本评估

盆底功能障碍患者外形观察包括外阴形态、色泽、发育、是否膨出，以及有无红肿、分泌物、瘘管、尿便残留等。常规检查还应包括反射检查、感觉检查、肌力检查、姿势步态检查等。此外，还可进行直肠指检、量表评估等检查。

（二）动力学评估

尿流动力学检查可检测尿路各部压力、流率及生物电活动，从而了解排尿功能障碍性疾病的病理生理学变化，明确膀胱、尿道的排尿功能。球囊逼出试验可排除患者因直肠及盆底功能障碍而引起的便秘，观察直肠感觉情况、内括约肌松弛情况、球囊排出情况。

（三）影像学评估

经腹超声主要观察膀胱残余尿量。经会阴超声主要观察盆底结构在 Valsalva 动作和收缩状态下的位移情况，如膀胱逼尿肌厚度、子宫脱垂、直肠膨出。经阴道超声可以清楚地显示阴道前壁、后壁及邻近脏器的结构状态；经直肠超声显示肛管、直肠的局部结构、肛门括约肌的结构和完整性。

盆底 MRI 检查主要观察盆底脏器、肌肉、韧带等解剖结构，也可在静息、肛提肌收缩、Valsalva 动作、排便 4 个不同状态下对盆底解剖结构进行检查，分析排便时肛门直肠肌肉的功能、会阴下降程度和排便过程中盆底肌的超细微改变。X 线检查可观察耻骨联合分离、骶髂关节紊乱、骨盆倾斜等情况。

（四）神经生理学检查

盆底表面肌电检测已有经典的 Glazer 方案，并在尿失禁、大便失禁、慢性盆腔痛等方面有着广泛的应用，平均振幅、变异系数、中位频率值等常用指标可对盆底肌进行收缩功能和耐疲劳性等方面的检测。盆底功能障碍患者可能合并腰骶丛神经损伤、脊髓损伤或盆底肌损伤，可采用针极肌电图进行神经肌肉损伤的定位、定性和损伤程度确定。

三、盆底功能障碍性疾病治疗手段

盆底功能障碍性疾病的治疗包括手术治疗和非手术治疗。康复医学科主要关注非手术治疗，其中的康复治疗部分包括盆底运动治疗、盆底肌电刺激、盆底肌生物反馈训练、传统康复治疗、其他治疗，以及饮食指导和康复护理等。

（一）盆底运动治疗

运动治疗着重于躯干、四肢的运动、感觉、平衡等功能的训练，常用的方法包括关节松动、软组织牵伸、肌力训练、步态训练、有氧训练和日常生活动作训练等。手法治疗属于运动治疗的范畴，主要包括关节松动术、整骨疗法、软组织技术（如软组织牵伸技术、肌肉能量技术、本体促进技术、神经松动术、肌筋膜徒手治疗术）等。

（二）盆底肌电刺激

盆底肌电刺激主要是神经肌肉电刺激，通过电刺激可引起肌肉收缩，从而提高肌肉功能或治疗神经肌肉疾病。

（三）盆底肌生物反馈训练

生物反馈（biofeedback，BF）主要通过测压或肌电采集盆底肌运动信号的方法，让患者感知理解，从而建立大脑和盆底肌之间的联系，重建外部条件反射，训练或部分代偿已经受损的内部反馈通路。

（四）传统康复治疗

针灸以中医学的基本理论、经络和腧穴学说为辨证论治的依据，通过针刺、艾灸的方法刺激机体，激发、调动其自身的调节功能，来改善、纠正机体紊乱的功能状态。中药熏蒸疗法通过中医辨证论治原则配制一定的中药组成熏蒸药方，通过熏蒸的热能和对症的药物相互影响来治疗疾病。其他传统康复治疗还包括艾灸、中药、推拿等。

（五）其他治疗

盆底功能障碍的康复治疗手段还包括盆底肌磁刺激治疗、冲击波治疗、心理治疗、介入注射治疗等。

四、盆底功能障碍性疾病的评估与治疗规范化

盆底功能障碍性疾病的诊治涵盖康复医学科、泌尿外科、妇产科、肛肠外科、老年医学科等临床多个学科，以及影像科、超声科、肌电图室、肛肠动力室等多个辅助科室，盆底功能障碍性疾病本身的病因较为复杂，不同科室医务人员对于疾病观察和诊疗的角度不一，导致疾病的诊断水平和治疗效果参差不齐。

从治疗角度而言，盆底功能障碍性疾病的康复治疗隶属于康复医学科的康复治疗部门。针对盆底功能障碍性疾病的康复治疗，治疗人员不仅要掌握治疗手段的种类、应用范围，还要了解不同类型盆底功能障碍性疾病的发病机制及评估手段，这样才能选择合理的治疗手段，取得良好的治疗效果。

目前针对盆底功能障碍性疾病的众多评估手段和治疗方法，国内尚缺乏较为规范的评估与治疗流程，较多从事盆底康复治疗的专业人员缺乏规范化、程序化的指导。

推荐阅读文献

[1] 丁曙晴. 盆底生物反馈疗法在盆底疾病治疗中的应用. 中华胃肠外科杂志, 2017, 20(12): 1351-1354.

[2] ABRAM P, CARDOZO L, FALL M, et al. The standardisation of terminology of lower urinary tract function: report from the standardisation sub-committee of the international continence society. Am J Obstet Gynecol, 2002, 21(2): 179-183.

[3] GLAZER H I, ROMANZI L, POLANECZKY M. Pelvic floor muscle surface electromyography: reliability and clinical predictive validity. J Reprod Med, 1999, 44(9): 779-782.

[4] LEWIS C, VINCENT T, STEPHANIE T, et al. Pelvic floor ultrasound principles, applications and case studies. Switzerland: Springer, 2015.

[5] ROSEN B R, LAUMANN E O, PAIK P A. Sexual dysfunction in the United States: prevalence and predictors. JAMA, 1999, 281(13): 537-544.

[6] SAMUELSSON E C, VICTOR F T, TIBBLIN G, et al. Signs of genital prolapse in a Swedish population of women 20 to 59 years of age and possible related factors. Am J Obstet Gynecol, 1999, 180(1): 299-305.

[7] TIMES M L, REIKERT C A. Functional anorectal disorders. Clin Colon Rectal Surg, 2005, 18(2): 109-115.

（李建华　吴方超）

第二篇　盆底康复评定技术与操作规范

第一章
常用评估量表的评定与操作规范

第一节　泌尿相关评估量表的评定与操作规范

本节主要涵盖女性压力性尿失禁（stress incontinence）、膀胱过度活动症（overactive bladder，OAB）和男性下尿路症状（lower urinary tract symptoms，LUTS）评估。

女性压力性尿失禁指咳嗽、喷嚏、大笑或运动等活动导致腹压增高时出现不自主的尿液从尿道外口漏出。压力性尿失禁诊断主要依据主观症状和客观检查，并需排除其他疾病。尿流动力学检查表现为充盈性膀胱测压时，在腹压增加而逼尿肌稳定性良好的情况下出现不自主漏尿。压力性尿失禁同时也可以合并其他类型的尿失禁，如急迫性尿失禁等。压力性尿失禁的评估需按照其定义严格进行，诊断主要依据全面的病史、体格检查、实验室检查（包括尿液分析、尿液培养、残余尿的评估，必要时还应进行肾功能检查和上尿路影像检查）。在症状不典型、需排除其他疾病或需进行侵入性治疗之前，有时需进一步完善影像学检查、内镜检查、尿流动力学检查。为了制定正确的治疗方案，必须对尿失禁的类型进行定义和量化。量化工具包括排尿日记、问卷调查和尿垫测试等。

国际尿控学会将膀胱过度活动症定义为以尿急为主要特征的综合征，通常伴有尿频和夜尿症状，可伴或不伴急迫性尿失禁，且未发现尿路感染证据、未合并有其他可引发类似症状的疾病。其中尿急症状是指突发强烈的排尿欲望，很难因主观抑制而延迟排尿；急迫性尿失禁是指与尿急相伴，或尿急后立即出现的尿失禁现象；尿频指患者自觉每日排尿次数过于频繁，一般认为日间排尿≤7 次为正常，但这一数值受到睡眠时间与饮水习惯等诸多因素的影响；夜尿症状指患者夜间因尿意须醒来排尿 1 次以上。根据是否伴有急迫性尿失禁，膀胱过度活动症可分为"湿性"与"干性"。

下尿路症状是中老年男性常见的排尿障碍性疾病，是泌尿外科临床工作中最常见的疾病之一。下尿路症状以尿频、尿急、排尿困难等为特征，包括储尿期、排尿期及排尿后症状。病因主要有中老年男性良性前列腺增生（benign prostatic hyperplasia，BPH），其他影响排尿的因素包括神经系统疾病、内分泌疾病、既往手术史、服药史等。

一、教学目的

1. 了解女性压力性尿失禁的定性、定量方法，熟悉评定的注意事项、检查流程及记录方法。

2. 掌握排尿日记的记录方法、注意事项及临床意义。

3. 了解评估男性下尿路症状最常用的量表及其临床意义。

4. 教学学时 教师示范及讲解女性最常见的排尿障碍（压力性尿失禁及膀胱过度活动症）的诊断及评估方法、评估男性下尿路症状最常用的量表、注意事项（0.5 学时）；学生模拟操作及教师纠错（0.5 学时）。

二、教学准备

按单位条件准备泌尿或妇科检查床、一次性中单、无菌棉签、护垫、消毒用具、称重工具、量杯、量表。

三、操作规范

（一）教师示范

1. 女性压力性尿失禁的评估

（1）压力诱发试验：患者截石位，观察尿道口，咳嗽或腹压增加时尿液漏出，腹压恢复后漏尿同时消失，则为阳性。阴性者可站立位再行检查。

（2）膀胱颈抬举试验：患者截石位，先行压力诱发试验，若为阳性，则将中指及示指插入患者阴道，分别放在膀胱颈水平尿道两侧的阴道壁上，嘱患者咳嗽或做 Valsalva 动作，有尿液漏出时用手指向头腹侧抬举膀胱颈，如漏尿停止，则为阳性。注意试验时不要压迫尿道，否则会出现假阳性。

（3）棉签试验：棉签试验是测量膀胱颈和尿道移动性的一种简单方法。患者截石位，消毒后将润滑的无菌棉签通过尿道插入膀胱，棉签前端应越过膀胱颈。记录静息时相对水平面的角度；嘱患者用力加压，测量该角度的变化。无应力状态下和应力状态下棉签活动的角度超过 30°，则提示尿道过度移动。

（4）尿垫试验：尿垫试验通过测量尿垫重量的变化对尿失禁的程度进行量化。尿垫试验的检查时间 1～72 小时不等，推荐国际外科医师学会（International College of Surgeons，ICS）的 1 小时尿垫试验。

ICS 的 1 小时尿垫试验操作步骤：①患者无排尿；②安放好已经称重的收集装置，试验开始；③15 分钟内喝 500ml 无钠液体，然后坐下或躺下；④步行半小时，包括上下一层楼梯；⑤起立和坐下 10 次；⑥剧烈咳嗽 10 次；⑦原地跑 1 分钟；⑧弯腰拾取小物体 5 次；⑨流动水下洗手 1 分钟；⑩1 小时终末，去除收集装置并称重。

ICS 的 1 小时尿垫试验结果判断：①尿垫增重>1g 为阳性；②尿垫增重>2g 时注意有无称重误差、出汗和阴道分泌物；③尿垫增重<1g 提示基本干燥或试验误差。

ICS 的 1 小时尿垫试验分级判断：①轻度，1 小时漏尿≤1g；②中度，1g<1 小时漏尿<10g；③重度，10g≤1 小时漏尿<50g；④极重度，1 小时漏尿≥50g。

（5）排尿日记：排尿日记在下尿路功能障碍的评估中有重要作用。排尿一般推荐记录 3～7 日，至少要连续记录 72 小时。排尿日记记录的内容包括排尿时间、尿量、尿急、漏尿程度、饮水量、起床与睡眠时间（用于区别白天与夜间排尿）（表 2-1-1）；推荐用于尿失禁的初始评估。

（6）国际尿失禁咨询委员会尿失禁问卷：国际尿失禁咨询委员会问卷（International Consultation on Incontinence Questionnaire，ICI-Q）是由国际尿失禁咨询委员会开发的一种普适性量表，对患者的排尿功能障碍及对生活质量的影响提供了一系列标准化的问卷。ICI-Q 分五部分，记录尿失禁及其严重程度、对日常生活的影响、对性生活的影响、对情绪方面的影响和伴随的其他泌尿系症状。由于问卷涉及项目繁多,使用起来有一定困难,因此目前应用最广泛的是国际尿失禁咨询委员会尿失禁问卷简表(ICI-Q-SF)(表2-1-2)。

表2-1-1 排尿日记

排尿		有无尿急	有无漏尿	备注	饮水(时间、类型和量)
时间	尿量/ml				
6:00					
12:00					
18:00					
24:00					

全天液体摄入量:____ml　　全天排尿总量:____ml　　全天排尿次数:____次
夜尿次数:____次　　尿失禁次数:____次　　导尿次数:____次
全天导尿总量:____ml　　全天平均排尿量:____ml　　全天更换尿垫:____片

表2-1-2 国际尿失禁咨询委员会尿失禁问卷简表(ICI-Q-SF)

许多患者时常漏尿,该表将用于调查尿失禁的发生率和尿失禁对患者的影响程度。仔细回想您近4周来的症状,尽可能回答以下问题:

1. 您的出生日期:_____年____月____日
2. 性别:男□　　女□
3. 您的漏尿次数?
(在空格内打√)

从来不漏尿	□0分
1周约漏尿1次或经常不到1次	□1分
1周漏尿2次到3次	□2分
每天漏尿约1次	□3分
1日漏尿数次	□4分
一直漏尿	□5分

4. 我们想知道您认为自己漏尿的量是多少?
通常情况下您的漏尿量是多少(不管是否使用防护用品)(在空格内打√)

不漏尿	□0分
少量漏尿	□2分
中等量漏尿	□4分
大量漏尿	□6分

5. 总体来看漏尿对您日常生活的影响程度如何?
请在0(表示没有影响)到10(表示有很大影响)之间的某个数字上画圈

0　1　2　3　4　5　6　7　8　9　10
没有影响　　　　　　　　　　　　　　　有很大影响

7

续表

ICI-Q-SF 评分（把 3、4、5 问题的分数相加）□
6. 什么时候发生漏尿？
从不漏尿 □ 未能到达厕所就会有尿液漏出 □ 在咳嗽或打喷嚏时漏尿 □ 在睡着时漏尿 □ 在活动或体育运动时漏尿 □ 在小便完或穿好衣服时漏尿 □ 没有明显理由的情况下漏尿 □ 在所有时间内漏尿 □
非常感谢您回答以上的问题

　　2. 膀胱过度活动症的评估　膀胱过度活动症客观评价量表主要有排尿日记和症状问卷调查表。

　　（1）排尿日记：排尿日记可帮助临床医师明确膀胱过度活动症的诊断，量化评估患者症状严重程度，还可以用于动态评估病情变化过程与治疗疗效。诊断通常需记录排尿日记 3～7 日，患者应记下每日液体摄入的时间、量以及类型，排尿的量、时间点，以及有无尿急、尿失禁等伴发症状。

　　（2）症状问卷调查表：膀胱过度活动症症状评分（Overactive Bladder Syndrome Score，OABSS）问卷是目前应用最为广泛的评估膀胱过度活动症的量表。该问卷包含 4 个关于排尿症状的问题，每个问题回答分值为 2～5 分，总分值范围为 0～15 分。≥3 分即可认定为存在膀胱过度活动症的症状，且分值越高症状越重（表 2-1-3）。

表 2-1-3　膀胱过度活动症症状评分（OABSS）问卷

姓名：	年龄：	性别：	联系方式：	
问题	症状		频率（次数）	评分/分（请打√）
1. 白天排尿次数	从早晨起床到晚上入睡的时间内，小便的次数是多少		≤7 次	0
			8～14 次	1
			≥15 次	2
2. 夜间排尿次数	从晚上入睡到早晨起床的时间内，小便的次数是多少		0 次	0
			1 次	1
			2 次	2
			≥3 次	3
3. 尿急	是否有突然想要小便，并且难以忍受的现象发生		无	0
			每周<1 次	1
			每周≥1 次	2
			每日 1 次	3
			每日 2～4 次	4
			每日≥5 次	5

续表

		无	0
		每周<1次	1
4.急迫性尿失禁	是否有突然想要小便,同时无法忍受并出现尿失禁的现象	每周≥1次	2
		每日1次	3
		每日2~4次	4
		每日≥5次	5

注:

膀胱过度活动症的诊断标准:问题3(尿急)的评分≥2分,且总分≥3分。对膀胱过度活动症严重程度的定量标准:①3分≤评分≤5分为轻度;②6分≤评分≤11分为中度;③评分≥12分为重度。

其他推荐用于膀胱过度活动症评估的问卷还有膀胱过度活动症问卷(Overactive Bladder Questionnaire,OAB-q)简表(表2-1-4)、尿失禁困扰量表简表(Urianry Distress Inventory,UDI)、尿失禁影响问卷(Incontinence Impact Questionnaire,II-Q)等。可选择一种或几种问卷相结合的方式了解患者的疾病程度及评价治疗效果。

表2-1-4　膀胱过度活动症问卷(OAB-q)简表

姓名:　　　　　　　　　　　　　　　　日期:

这份问卷主要用于评估在过去4周中,以下症状对您的困扰程度。请在最能表述该种症状带给您的困扰程度的空格内打√。

在过去4周中,您是否曾因以下症状而感到困扰	没有困扰	有点困扰	有些困扰	相当困扰	非常困扰	极其困扰
1.因尿急而感到不适						
2.有些预兆或毫无预兆突发尿急						
3.偶有少量的漏尿						
4.夜尿						
5.夜间因排尿而苏醒						
6.因尿急而出现漏尿症状						

请仔细回顾在过去的4周中,您所有的膀胱相关症状及其对您生活的影响。请尽可能回答每一道有关您多少时间有此感觉的问题,并在最合适的空格内打√。

在过去4周中,有多少时间您的膀胱相关症状使您	从来没有	很少时候	有些时候	相当多的时候	多数时候	所有时候
1.需在公共场所设计到厕所的最快路径						
2.觉得好像身体的某些地方出问题						
3.在夜间无法良好休息						
4.因经常去厕所而感到沮丧和烦恼						
5.尽量避免远离厕所的活动(如散步、跑步或远足等)						
6.在睡眠中苏醒						
7.减少体育活动(如体育锻炼、运动等)						
8.与伴侣或配偶之间产生矛盾						
9.在与他人结伴旅行时因需反复停下来去厕所而感到不自在						

续表

10. 和家人或朋友之间的关系受到影响					
11. 睡眠时间不足					
12. 感到尴尬					
13. 一到陌生地点就尽快找出最近的厕所					

3. 良性前列腺增生的评估　美国及欧洲泌尿外科学会制定的良性前列腺增生诊疗指南均推荐采用国际前列腺症状评分（International Prostate Symptom Score, IPSS）（表 2-1-5）和生活质量评分（Quality of Life Score, QOL）（表 2-1-6）对患者下尿路症状进行评估。虽然压力性尿失禁与良性前列腺增生不完全等同，但越来越多的指南倾向于使用"男性下尿路症状"这个名词，以症状为导向，来整体评估膀胱逼尿肌、尿道外括约肌的功能。

表 2-1-5　国际前列腺症状评分（IPSS）　　　　　单位：分

在最近一个月内，您是否有以下症状	无	在五次中					症状评分
		少于一次	少于半数	大约半数	多于半数	几乎每次	
1. 是否经常有尿不尽感	0	1	2	3	4	5	
2. 两次排尿间隔是否经常小于 2 小时	0	1	2	3	4	5	
3. 是否曾经有间断性排尿	0	1	2	3	4	5	
4. 是否有排尿不能等待现象	0	1	2	3	4	5	
5. 是否有尿线变细现象	0	1	2	3	4	5	
6. 是否需要用力及使劲才能开始排尿	0	1	2	3	4	5	
7. 从入睡到早起一般需要起来排尿几次	没有 0	1 次 1	2 次 2	3 次 3	4 次 4	5 次 5	

症状总评分 =

注：IPSS 是前列腺增生患者下尿路症状严重程度的主观反映，总分为 0～35 分。症状严重程度可分为：①轻度：0～7 分；②中度：8～19 分；③重度：20～35 分。IPSS 与最大尿流率、残余尿量以及前列腺体积无明显相关性。

表 2-1-6　生活质量评分（QOL）　　　　　单位：分

项目	高兴	满意	大致满意	还可以	不太满意	苦恼	很糟
如果在您今后的生活中始终伴有现在的排尿症状，您认为如何	0	1	2	3	4	5	6
评分							

注：QOL 是前列腺增生患者受下尿路症状困扰的主观感受，总分为 0～6 分。

（二）学生实训

学生 2 人 1 组，互相进行模拟患者及量表评分操作，老师进行纠错与再示范，直至学生能独立正确完成流程。

四、注意事项

1. 检查前充分了解患者病史，评估患者整体情况，并获取知情同意。

2. 实训中如针对患者操作，须在专业的教师带领下采用合适的量表进行评估。

五、规范操作报告

技术名称			
时间		评分	

规范化操作要点

学生姓名：

教师签名：

注：本书中各章节"规范操作报告"均参照此表，不再一一列出。

推荐阅读文献

[1]　黄健. 中国泌尿外科和男科疾病诊断治疗指南（2019 版）. 北京：科学出版社，2020.

[2]　LIM R，LIONG M L，LIM K K，et al. The minimum clinically important difference of the international consultation on incontinence questionnaires. Urology，2019，133：91-95.

[3]　SHEN L，HOU L，LI B，et al. Translation of the ICIQ-bladder diary and its validation among Chinese females with lower urinary tract symptoms. Int Urogynecol J，2020，31（12）：2535-2542.

[4]　UREN A D，COTTERILL N，PARDOE M，et al. The international consultation on incontinence questionnaires（ICIQ）：an update on status and direction. Neurourol Urodyn，2020，39（6）：1889-1896.

[5]　WONG C K，CHOI E P，CHAN S W，et al. Use of the international prostate symptom score（IPSS）in Chinese male patients with benign prostatic hyperplasia. Aging Male，2017，20（4）：241-249.

（余燕岚）

第二节　妇产相关评估量表的评定与操作规范

　　我国传统女性盆腔器官脱垂分期采用 1979 年衡阳会议及 1981 年青岛会议制定的 3 度分期法，将宫颈、宫体及阴道壁是否超出阴道口进行分度，但这种评估只对指定的位置进行主观评价，分为轻、中、重度，不同医师对病情的评价可能存在明显的差异，缺乏量化指标，脱垂程度描述科学性差。在临床检查时表面只能见到脱出的阴道壁，不能得知阴道壁后面的是哪些器官。传统意义上的膀胱膨出、膀胱尿道膨出、子宫脱垂、直肠膨出及肠疝等是描述膨出的部位。这些术语提示阴道的膨出实际上是因为膀胱、尿道、子宫、直肠或小肠等脏器的疝出，有时是不准确的或会产生误导（阴道后壁膨出诊断为直肠膨出，但在术中可能会有术前未被查出的小肠疝）。1996 年，Bump 等提出盆腔器官脱垂定量系统评分（Pelvic Organ Prolapse

Quantitation,POP-Q)的概念,此分期系统选择阴道前壁、阴道顶端及阴道后壁各2个解剖测量点,通过判断其与处女膜的关系来评定女性盆腔脏器的脱垂程度,评定方法更客观、精确,可信性及重复性更好,是目前有效、客观地测量盆腔三个腔室脱垂的方法之一,成为目前国际推荐的标准分期系统。

一、教学目的

1.了解POP-Q的测定原理,熟悉POP-Q的注意事项、检查流程及记录方法。

2.掌握POP-Q的测定方法　掌握患者的正确体位及用力方式,掌握各个解剖测量点的选择及测定POP-Q报告的记录。

3.掌握POP-Q报告的解读,掌握各数据的临床意义。

4.教学学时　教师示范及讲解POP-Q的测定原理、注意事项、检查流程及报告解读(0.5学时);学生模拟操作及教师纠错(0.5学时)。

二、教学准备

按单位条件准备妇科检查床、一次性中单、以厘米(cm)为单位的直尺(15~20cm)、一次性窥器。

三、操作规范

（一）教师示范

1.准备工作　操作前向患者简单介绍操作步骤,缓解其紧张情绪。

2.指导患者取正确体位　根据患者体质情况,采用平卧、直立或膀胱截石位,让患者用力屏气或行Valsalva动作或持续咳嗽等,并让患者描述或触摸一下判断是否为平时的最大脱垂状态。如有可能,直立位可以最大限度显示脱垂情况。

3.常规检查评估　患者营养状态,腹部肌肉是否松弛,检查外阴、阴道及宫颈表面有无异常,脱垂部分中有无其他脏器可触及。必要时行相关辅助检查。

4.各个解剖测量点的选择　以处女膜为参照(O点),以阴道前壁、后壁和顶部的6个点为测量点。①阴道前壁Aa点:位于阴道前壁中线,距尿道外口3cm处,相当于尿道膀胱皱褶处;②阴道前壁Ba点:为阴道前穹隆顶端与Aa之间膨出的最低点;③阴道后壁Ap点:位于阴道后壁中线,距处女膜缘3cm处;④阴道后壁Bp点:阴道后穹隆顶端与Ap之间膨出的最低点;⑤宫颈或阴道顶端C点:宫颈外口脱垂最远处或子宫切除者的阴道残端;⑥阴道后穹隆D点:为有宫颈的女性的后穹隆顶端,相当于宫骶韧带附着于宫颈水平处,对子宫切除后无宫颈者,则无D点(图2-1-1)。

5.测量执行　以6个测量点相对于处女膜的位置变化为尺度(测量点位于处女膜缘内侧记为负数,位于处女膜缘外侧记为正数),对脱垂作出量化。记录阴裂长度(gh)、会阴体长度(pb)以及阴道总长度(TVL)。

6.结束检查　检查期间需注意患者的体位以及用力情况,保护患者隐私。

7.结果记录　正确记录数据,记录以下内容:①患者的体位(截石位、平卧位、站立位);②使脱垂达最大程度的方法(Valsalva动作、咳嗽);③测量过程中使用的工具应具体到检查床、窥器、有无外力牵引;④膀胱、直肠的充盈程度(如果膀胱空虚,是导尿还是自然排尿所致)。

8.报告书写　将测定的数据绘制成3×3表格(九宫格)报告(表2-1-7)。

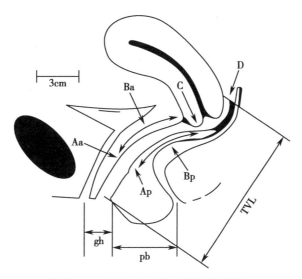

图 2-1-1 POP-Q 系统中各位点示意图

阴道前后壁及顶端六个位点 Aa, Ba, C, D, Bp 及 Ap。gh. 阴裂长度；pb. 会阴体长度；TVL. 阴道总长度。

表 2-1-7 记录 POP-Q 的 3×3 表格

阴道前壁 Aa anterior wall	阴道前壁 Ba anterior wall	宫颈或阴道顶端 C cervix or cuff
阴裂长度 gh genital hiatus	会阴体长度 pb perineal body	阴道总长度 TVL total vaginal length
阴道后壁 Ap posterior wall	阴道后壁 Bp posterior wall	阴道后穹隆 D posterior fornix

9. 结果解读　解读 POP-Q 的 3×3 表格报告，对盆腔器官脱垂的程度进行分期（表 2-1-8）及描述（图 2-1-2）。

表 2-1-8 盆腔器官脱垂 POP-Q 分度

分度	具体标准	
	解剖描述	定位描述
0	无脱垂	Aa、Ap、Ba、Bp 均在 −3cm 处，C 点或 D 点位置在 −TVL～−(TVL−2)cm 处
I	范围大于 0 级，脱垂的最远端在处女膜缘内侧，距处女膜缘>1cm	脱垂的最远端定位于<−1cm
II	脱垂的最远端在处女膜缘内侧或外侧，距处女膜缘<1cm	脱垂的最远端定位于(−1～+1)cm
III	脱垂的最远端在处女膜缘外侧，距处女膜缘>1cm，但<+(TVL−2)cm	脱垂的最远端定位于+1～+(TVL−2)cm
IV	全部脱出，脱垂的最远端超过处女膜缘>+(TVL−2)cm	脱垂的最远端定位于>+(TVL−2)cm

（二）学生实训

学生 2 人 1 组，行患者或脱垂模拟器操作，老师进行纠错与再示范，直至学生能独立正确完成流程。

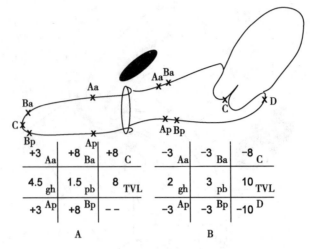

图 2-1-2 盆腔器官位于正常位置及完全脱垂时的各项数据值
A. 完全脱垂；B. 无脱垂；单位：cm。

四、POP-Q 测定的注意事项

1. 检查前充分了解患者病史、分娩史、既往手术史、有无排尿及排便功能障碍，评估患者整体情况，避开月经期。

2. 如使用窥器，最好应用单叶窥器，观察宫颈及阴道壁的情况，初步了解阴道壁膨出的类型及有无会阴裂伤。

3. 行 POP-Q 评定要注意使患者在检查时处于最大脱垂状态。最大脱垂状态的判定（符合以下一项或多项情况）：①屏气时脱垂物最紧张；②牵引膨出物时并不能导致脱垂程度进一步加重；③检查时膨出物的大小、紧张度应与患者病史中的最大膨出程度相似，必要时使用一面小镜子便于患者清楚观察膨出的情况；④屏气时站立位是确保脱垂处于最大状态的方法，但也需根据患者体质情况决定检查体位。

4. 盆腔器官脱垂的辅助检查包括盆底肌电检查、盆底影像学、尿流动力学检查、下尿路功能评估、肠功能评估、性功能评估等，如需检查确定阴道前壁膨出是中央型还是阴道旁缺陷，可辅助内镜、直肠排粪造影、影像学（MRI 或超声）检查。

5. 实训中如针对患者操作，须获得患者同意，动作轻柔，避免对患者造成痛苦。

推荐阅读文献

[1] 中华医学会妇产科分会妇科盆底学组. 盆腔器官脱垂的中国诊治指南（2020 年版）. 中华妇产科杂志，2020，55（5）：300-306.

[2] 朱兰，郎景和. 女性盆底学. 3 版. 北京：人民卫生出版社，2021.

（宋光辉 任延巍）

第三节 消化相关评估量表的评定与操作规范

便秘是一组症状，表现为排便困难和/或排便次数减少、大便干硬。排便困难包括排便费力、排出困难、排便不尽感、肛门直肠堵塞感、排便费时和需辅助排便、排便次数减少至每周排便少于3次。对有警报征象的慢性便秘患者，要有针对性地选择辅助检查以排除器质性疾病。警报征象包括便血、大便隐血阳性、发热、贫血和乏力、消瘦、明显腹痛、腹部包块、血癌胚抗原（CEA）升高、有结直肠腺瘤史和结直肠肿瘤家族史等。对年龄≥40岁的初诊患者，建议行结肠镜检查。直肠指检是一种简便、易行的体格检查，通过指检可了解有无肛门直肠肿物等器质性疾病；通过触诊评估患者肛门括约肌静息压和收缩压，以及做排粪动作时括约肌的功能；指检时嘱患者做用力排便的动作；研究显示，直肠指检诊断排便障碍的敏感性为75%，特异性为87%。

慢性便秘的病因及发病机制尚不明确，诊断和疗效评价均以症状为主，因此客观、准确的症状评估量表对便秘患者的临床诊断、症状严重程度评估及疗效评价等具有重要意义，本节所讲述便秘患者症状和生活质量问卷被国内外广泛用于便秘患者的症状评估。

一、教学目的

1. 了解患者直肠指检时采取正确的体位，熟悉直肠指检的检查流程和注意事项。
2. 掌握各症状量表报告的解读，掌握各数据的临床意义。
3. 教学学时 教师示范及讲解直肠指检和症状量表评分的检查流程及报告解读（0.5学时），学生模拟操作及教师纠错（0.5学时）。

二、教学准备

直肠指检需准备手套或指套、凡士林或液体石蜡油。

三、操作规范

（一）教师示范

在进行直肠指检前，首先需要向受检者解释直肠指检的目的及检查时的注意事项，充分知情同意。如果受检者是异性，则要求有陪伴者在场。

1. 直肠指检

（1）首先"看"：患者左侧卧位，臀部分开，观察模拟排便时是否会阴下降、收缩肛门时会阴提高、肛门边缘是否向外展开、有无直肠黏膜脱垂。

（2）其次"摸"：肛门括约肌静息时张力和缩紧时收缩力。

（3）最后"排"：嘱咐患者做排便动作，将医师手指向外推出，感受肛门括约肌是否松弛。

2. 临床症状评分量表

（1）便秘患者症状自评量表：便秘患者症状自评（Patient Assessment of Constipation Symptoms，PAC-SYM）量表由12个问题组成，内容涵盖腹部症状、直肠症状和排便症状3个方面（表2-1-9）。根据回答内容从"没有"到"非常严重"，每个项目都按5分制评分。通过对216名慢性特发性便秘患者进行PAC-SYM量表评估分析，根据临床严重程度对组间进行区分，且内部一致性和重测信度较高。在一项为期13个月的开放标签、随机、平行组研究中，对680名接受阿片类药物治疗的慢性腰痛患者进行了 PAC-SYM 量表评估,量表真实反映了便秘患者的临床症状。因此,PAC-SYM 量表是评估便秘治疗有效性的有效手段。

表 2-1-9　便秘患者症状自评(PAC-SYM)量表

症状		没有	轻微	中等程度	严重	非常严重
排便症状	排便费力					
	大便干硬					
	排便量少					
	排便不尽					
	想排便但排不出					
腹部症状	腹部不适					
	腹部疼痛					
	腹部痉挛					
	腹部胀气					
直肠症状	排便疼痛					
	直肠烧灼感					
	排便期间或排便后					
	直肠出血或撕裂					

　　(2)便秘评分量表:便秘评分量表(Constipation Assessment Scale,CAS)最早由 McMillan 在 1989 年提出,涵盖了 8 项与便秘相关的临床症状,包括腹胀、肛门排气量变化、排便频率减少、稀便、大便量减少、排便困难、排便疼痛和排便不尽感(表 2-1-10)。每项内容根据"没有问题""有点问题""问题很严重"分别赋值"0 分""1 分""2 分",量表总计最高 16 分,分值越高代表便秘症状越严重。

表 2-1-10　便秘评分量表(CAS)

说明:圈出适当的数字来表示在过去的 3 日里,你对下面列出的每一项情况的严重程度(没有问题、有点问题或问题很严重)

项目	没有问题	有点问题	问题很严重
1. 腹部膨隆或胀气	0 分	1 分	2 分
2. 肛门排气量增加	0 分	1 分	2 分
3. 排便次数减少	0 分	1 分	2 分
4. 渗出液体大便	0 分	1 分	2 分
5. 直肠充盈感	0 分	1 分	2 分
6. 排便时伴有直肠疼痛	0 分	1 分	2 分
7. 大便体积减小	0 分	1 分	2 分
8. 急迫但不能排便	0 分	1 分	2 分

　　CAS 可帮助医护人员短时间内(2 分钟左右)快速识别患者是否存在便秘以及便秘的严重程度,但不含大便干硬程度的评分。此外,CAS 还可以拓展应用于评估孕妇便秘的严重情况,妊娠期 CAS 包含上述 CAS 的所有要素,其采用 5 分法来评估每一项症状。该量表重测信度高、内容有效性高。

　　(3)便秘评分系统:便秘评分系统(Constipation Scoring System,CSS)又称克利夫兰诊所评分（Cleveland Clinic Score），来源于 Feran 对 232 名平均年龄为 64.9 岁的患者便秘症状的统计分析（表 2-1-11）。根据 Pearson 线性相关检验结果，排便频率、排便困难伴疼痛、排便不尽感、腹痛、排便时长、辅助排便、每 24 小时排便尝试失败次数以及便秘持续时间 8 个因素在便秘人群中存在显著差异。

该量表采用最高 30 分制，得分与便秘严重程度呈正相关，得分超过 15 分可以诊断为便秘。

表 2-1-11　便秘评分系统（CSS）

症状	计分/分
排便频率	
每周超过 2 次	0
每周 2 次	1
每周 1 次	2
每周少于 1 次	3
每月少于 1 次	4
排便困难伴疼痛	
从不	0
很少	1
有时	2
经常	3
总是	4
排便不尽感	
从不	0
很少	1
有时	2
经常	3
总是	4
腹痛	
从不	0
很少	1
有时	2
经常	3
总是	4
排便时长	
少于 5min	0
6～10min	1
11～20min	2
21～30min	3
超过 30min	4
辅助排便	
无须辅助排便	0
刺激性泻药	1
灌肠	2

续表

症状	计分/分
每24小时排便尝试失败次数	
从不	0
1～3次	1
4～6次	2
7～9次	3
超过9次	4
便秘持续时间	
0年	0
1～5年	1
6～10年	2
11～20年	3
超过20年	4

（4）Knowles-Eccersley-Scott 症状问卷：Knowles-Eccersley-Scott 症状问卷（Knowles-Eccersley-Scott Symptom Questionnaire，KESS）包含 11 个问题，其旨在区分出便秘患者、辨别便秘的不同亚型，包括慢传输型便秘型、直肠排空障碍型和混合型（慢传输型便秘和直肠排空障碍）。

KESS 能够特异性识别出便秘患者：便秘患者的 KESS 总分中位数为 20 分，而对照组的中位数为 2 分，且总症状评分与 CSS 评分密切相关（$r=0.9$）。通过交叉验证的判别分析，问卷预测便秘患者的准确率为 55%，其中对直肠排空障碍型便秘的识别率最高，但是不能有效区分单一亚型或者综合亚型。因此，根据症状分析尚不能应用于区分临床工作中便秘的亚型，仍需进一步检查来辨别（表2-1-12）。

表 2-1-12 Knowles-Eccersley-Scott 症状问卷（KESS）

症状	评分/分
1. 便秘时长	
0～18个月	0
19个月～5年	1
6～10年	2
11～20年	3
>20年	4
2. 泻药使用	
无	0
短期使用泻药	1
长期使用泻药	2
长期使用泻药,但无效	3
3. 排便频率	
每周超过2次	0
少于每周2次	1
少于每周1次	2

症状	评分/分
少于两周 1 次	3
4. 排便失败次数	
从不/几乎不	0
偶尔	1
经常	2
总是	3
5. 排便不尽感	
从不	0
很少	1
偶尔	2
经常	3
总是	4
6. 腹痛	
从不	0
很少	1
偶尔	2
经常	3
总是	4
7. 腹胀	
从不	0
仅由患者感知	1
可观察到的腹胀	2
严重的腹胀或恶心	3
伴有严重呕吐	4
8. 灌肠剂	
无	0
偶尔使用灌肠/栓剂	1
经常使用灌肠/栓剂	2
偶尔需要手辅助排便	3
总是需要手辅助排便	4
9. 如厕时间	
<5min	0
6~10min	1
11~30min	2
>30min	3
10. 排便困难(排便疼痛感)	
从不	0
很少	1
偶尔	2
经常	3

续表

症状	评分 / 分
11. 大便硬度（不使用泻药情况下）	
软 / 松 / 正常	0
偶尔会硬	1
总是很硬	2
坚硬且如颗粒状	3

注：很少，<25% 的时间；偶尔，25%～50% 的时间；经常，>50% 的时间。

（5）排便障碍综合征问卷：排便障碍综合征（obstructed defecation syndrome，ODS），又称出口梗阻型便秘（outlet obstructive constipation，OOC）。ODS 问卷是专门为单纯出口梗阻型便秘患者设计的，排除了慢传输和其他混合形式的便秘（表 2-1-13）。问卷旨在用于评估出口梗阻型便秘严重程度及相关治疗疗效，每个项目都有 4～5 个可能的答案，分数从 0（无症状）到 3～4 分（更严重的症状）。

ODS 问卷分数是所有点的总和，最大计分为 31 分。ODS 问卷是其他现有问卷的简化版本，更适用于临床检测疾病变化和治疗疗效。评分提供了经过验证的疾病严重程度指数，可以用于对疾病严重程度进行分级和监测治疗效果。

表 2-1-13　排便障碍综合征（ODS）问卷

项目	计分 / 分				
	0	1	2	3	4
排便平均时间 /min	≤5	6～10	11～20	21～30	>30
每日尝试排便次数	1	2	3～4	5	>6
肛门和阴道指状突起	从不	>1 次 / 月，<1 次 / 周	每周 1 次	每周 2～3 次	每次排便
泻药使用频率	从不	>1 次 / 月，<1 次 / 周	每周 1 次	每周 2～3 次	每日
灌肠剂使用频率	从不	>1 次 / 月，<1 次 / 周	每周 1 次	每周 2～3 次	每日
排便不尽感或排便中断	从不	>1 次 / 月，<1 次 / 周	每周 1 次	每周 2～3 次	每次排便
排便费力	从不	<25% 的时间	<50% 的时间	<75% 的时间	每次排便
大便硬度	软	硬	硬且少	球状大便	—

（6）华人便秘问卷：华人便秘问卷是首个经过验证的用于中国人群功能性便秘的诊断和症状评估的中文问卷（表 2-1-14）。问卷评分不小于 5 分可以诊断为便秘，其敏感性为 91%，特异性为 91%。

表 2-1-14　华人便秘问卷

症状	一点也不	有一点	一般	比较严重	非常严重
	0 分	1 分	2 分	3 分	4 分
有虚假便意感					
<3 次排便 / 周					
排便不尽感严重程度					
大便呈块状或干硬					
需要辅助泻药排便					
腹胀严重程度					

华人便秘问卷中最终选择的问题与 PAC-SYM 中的问题非常相似,但是问卷中除了症状的严重程度之外,还包括便秘症状的频率、泻药的使用方面。华人便秘问卷可用于流行病学研究、评估患者人群便秘的频率和严重程度以及便秘的干预研究。

(7)视觉量表模拟问卷:视觉量表模拟问卷(Visual Scale Analog Questionnaire,VSAQ)来源于一项旨在明确评估健康正常人群中存在便秘症状的临界值的研究,该研究比较了 760 名健康医院人员超过 1 周的自我报告、基于症状和基于日记的便秘症状。

研究表明自我报告的便秘与基于症状和日记的便秘之间存在显著一致性。视觉量表模拟问卷是一个四项量表,患者通过自评 0~10 分来描述便秘参数的严重程度,其中三项是罗马Ⅲ诊断标准的一部分,即排便费力、大便块状或质硬和排便不尽感。附加项目是便秘的判断(是或否)。VSAQ 诊断便秘患者与非便秘患者的临界值为 3 分。

(8)功能性便秘自我效能问卷:功能性便秘自我效能问卷(Self-Efficacy for Functional Constipation Questionnaire,SEFCQ)是一种评估便秘儿童自我效能的疾病特异性工具,已被证明是排便自我效能的良好预测指标。

最新汉化版本 SEFCQ 在临床应用中被证实具有出色的重测信度和内部一致性。SEFCQ 中文版有两个分量表:SEFC 行动量表和 SEFC 情绪量表。参与者对每个项目进行评分(1 分 = 从不,2 分 = 有时,3 分 = 通常,4 分 = 总是),问卷总分范围从 14 分到 56 分,分数越高表明排便的自我效能水平越高。

(9)Bristol 大便性状评分:Bristol 大便性状评分(Bristol Stool Form Scale,BSFS)是一种评估肠道转运率的简单方法,广泛应用于临床实践或研究中,该评分将大便分成七种形态(表 2-1-15)。

通过给 66 名健康志愿者服用番泻叶和洛哌丁胺以改变全肠转运时间,全肠转运时间与量表中大便性状评分的相关性高于排便量变化和排便时间变化的相关性。Lewis 的研究表明:BSFS 可用于监测肠道功能的变化,量表在临床实践和研究中都具有实用性。

表 2-1-15 Bristol 大便性状评分

分型	大便性状
1 型	大便呈分开的硬块,比如坚果
2 型	大便呈蜡块状
3 型	大便像香肠或蛇,但表面有裂缝
4 型	大便像香肠或蛇,光滑柔软
5 型	大便呈柔软的斑点,有清晰的边缘
6 型	大便粗边蓬松块,糊状大便
7 型	水状,无固体块

(二)学生实训

学生 2 人 1 组,互相进行模拟患者及量表评分操作,老师进行纠错与再示范,直至学生能独立正确完成流程。

四、注意事项

直肠指检前充分了解患者病史、既往病史和肛门直肠手术史;如果受检者是异性,则要求有陪伴者在场。进行量表评估前,须充分了解患者病史,采取合适的量表进行评分。

推荐阅读文献

[1] LIU Y H，TAN M，TAN C，et al. Evaluation of the Chinese version of the constipation scoring system in Chinese women with pelvic organ prolapse. Sci Rep，2022，12（1）：7320.

[2] NAMAZOV A，KATHURUSINGHE S，MEHDI E，et al. Evolution of bowel complaints after laparoscopic endometriosis surgery：a 1497 women comparative study. J Minim Invasive Gynecol，2022，29（4）：499-506.

[3] PESCATORI M，ZBAR A P，AYABACA S M. Tailoring surgery for obstructed defecation syndrome to the iceberg diagram：long-term results. Surgery，2022，172（6）：1636-1641.

[4] TACK J，CAMILLERI M，HALE M，et al.，Establishing minimal clinically important differences in quality of life measures in opioid-induced constipation. Clin Gastroenterol Hepatol，2022，20（4）：855-863.

（黄智慧　劳伟峰）

第四节　心理相关评估量表的评定与操作规范

受精神心理、人格和社会因素影响，盆底功能障碍性疾病的治疗与康复过程中，重要的一环是评估患者的生活事件、睡眠状况、焦虑抑郁、症状与应对方式和人格特性。有学者通过动物实验以及模拟心理压力的研究发现，心理压力的变化可使受试者以及实验动物产生各种生理功能的变化，心身合一的理念由此诞生。心身医学认为情绪、个体人格、生活事件等对一些躯体疾病影响很大，对自主神经系统支配的一些器官和系统影响明显。因此，客观、合理地对患者进行症状、情绪、人格等相关评估尤为重要。

一、教学目的
1. 了解并掌握常用心理评估量表的使用方法、心理量表实测的注意事项，以及记分法。
2. 掌握常用心理评估量表的报告解读。
3. 教学学时　2学时，包括教师示范及讲解（1学时）、学生模拟操作及教师纠错（1学时）。

二、教学准备
常用心理评估量表：Beck焦虑量表、Beck抑郁量表、阿森斯失眠量表（AIS）、症状自评量表（SCL-90）、应对方式量表、简易生活事件量表（LES）、艾森克人格问卷（EPQ）。

三、操作规范
（一）教师示范
1. 操作前准备合适的测量环境，要求独立、安全、安静。
2. 在每一个量表开始之前，施测者须向被试者读指导语，注意不能使用暗示性语言。
3. 被试者完成每份量表之后，施测者检查问卷是否全部完成，并根据每份量表的记分规则进行记分。
（二）学生实训
学生2人一组，对患者或模拟人进行操作，老师进行纠错与再示范，直至学生能独立正确完成流程。

四、心理评估量表测定的注意事项

如果被试者文化程度受限，无法完成量表，实测者或陪同人员可为其朗读题目，应按原文朗读，不对每个条目进行暗示性的解释说明。

推荐阅读文献

[1] 张明岛. 医学心理学. 上海：上海科学技术出版社, 1998.

[2] 张明园. 精神科评定量表手册. 长沙：湖南科学技术出版社, 1998.

[3] 沈渔邨. 精神病学. 5版. 北京：人民卫生出版社, 2012.

（吴　皓）

第二章

盆底肌超声评估技术与操作规范

盆底肌超声评估是通过超声观察在静息和不同动作状态下盆底脏器和盆底肌的结构及其动态变化情况，来判断盆底功能状态的技术手段，是目前盆底功能障碍性疾病常用的辅助检查方法之一。

一、教学目的

1. 了解盆底肌超声解剖结构，熟悉盆底肌超声评估的适应证、禁忌证、操作方法、检查流程，以及超声仪器的使用和维护。

2. 掌握盆底肌超声评估的操作步骤 正确的检查前准备，检查体位；指导患者正确地进行 Valsalva 动作和盆底肌收缩动作；观察静息状态下、Valsalva 动作时和盆底肌收缩状态下的盆底结构及其动态变化情况。

3. 教学学时 1学时，教师示范、学生模拟操作及教师纠错各三分之一。

二、教学准备

根据学生人数，按照2人一组准备超声仪器。配备的超声探头为3～6MHz 的 4D 机械/矩阵探头，可以进行盆底结构的二维灰阶成像、三维重建和四维动态观察。若是医疗机构缺乏 4D 机械/矩阵探头，也可以使用 3～5MHz 二维凸阵探头经会阴超声进行最基本的盆底结构检查。另外，5～14MHz 的腔内探头可以提供更高的分辨率，当 3～6MHz 经会阴超声探头显示图像不够清晰时可以作为补充应用，但是其在探头握持稳定性方面不如经会阴探头，以及其在腔内时会妨碍做 Valsalva 动作和盆底肌收缩动作（图 2-2-1）。

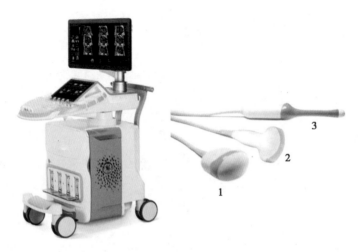

图 2-2-1　超声仪器及盆底超声所用探头
1. 4D 机械/矩阵探头；2. 二维凸阵探头；3. 四维阴超探头。

三、操作规范

(一)教师示范

1. 患者准备

(1)患者排空大便,膀胱中有适量的尿液,采取膀胱截石位,脚跟内收靠近臀部,双脚相距30cm。

(2)操作者对患者进行 Valsalva 动作和盆底肌收缩动作的讲解和训练,最大 Valsalva 动作持续时间≥6 秒视为有效,盆底肌收缩动作持续时间≥3 秒视为有效,患者有效地进行 Valsalva 动作和盆底肌收缩动作是超声盆底功能评估的关键。

2. 检查步骤

(1)二维灰阶超声观察盆底脏器结构:3～6MHz 的 4D 机械/矩阵探头安放保护套,放置于会阴处,获取正中矢状切面,应包含耻骨联合后下缘、尿道、膀胱颈、膀胱、阴道、肛管、直肠壶腹部及肛提肌等结构(图 2-2-2),观察在静息状态下、最大 Valsalva 动作和盆底肌收缩时上述结构的动态变化情况。

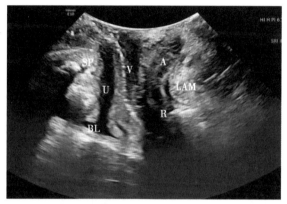

图 2-2-2　经会阴超声盆底正中矢状切面超声影像图
SP. 耻骨联合;U. 尿道;BL. 膀胱;V. 阴道;A. 肛管;R. 直肠;LAM. 肛提肌。

1)静息状态下观察内容:①测量膀胱逼尿肌厚度(图 2-2-3);②以经过耻骨联合后下缘的水平线作为参考线,测量膀胱颈、宫颈最低点及直肠壶腹部前壁最低点相对参考线的距离(图 2-2-4);③以经过耻骨联合后下缘的垂直线作为参考线,测量尿道倾斜角和膀胱后角(图 2-2-5);④测量正中矢状切面下耻骨联合后下缘和肛提肌的距离(肛提肌裂孔前后径);⑤左右旁正中切面沿肛提肌走行方向追踪扫查至其耻骨下支附着处,动态观察肛提肌连续性情况(图 2-2-6)。

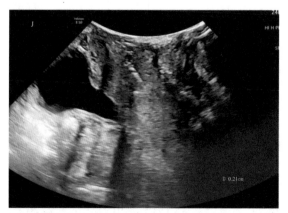

图 2-2-3　膀胱逼尿肌厚度测量

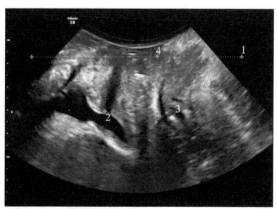

图 2-2-4　膀胱颈、宫颈最低点及直肠壶腹部前壁最低点的测量
1. 参考线;2. 膀胱颈;3. 直肠壶腹部;4. 宫颈最低点。

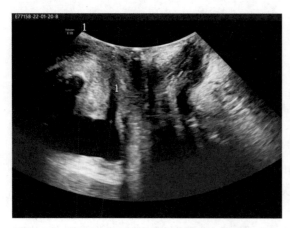

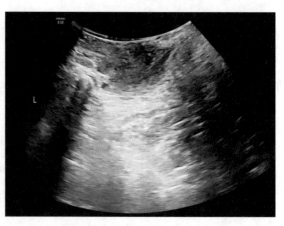

图 2-2-5　以经过耻骨联合后下缘的垂直线作为参考线，尿道倾斜角为尿道近段与参考线的夹角

图 2-2-6　旁正中切面肛提肌肌束的走行及其在耻骨降支的附着点

1. 参考线。

2）最大 Valsalva 动作时观察内容：①以经过耻骨联合后下缘的水平线作为参考线，最大 Valsalva 动作时，测量膀胱后壁最低点相对于参考线的距离（图 2-2-7）；Valsalva 动作时，尿道由静息状态下发生旋转，最大 Valsalva 动作时的尿道倾斜角减去静息状态下的尿道倾斜角，即为尿道旋转角；此时尿道与膀胱后壁形成的膀胱后角明显变大（图 2-2-8）。②观察宫颈最低点下降情况。③以经过耻骨联合后下缘的水平线作为参考线，最大 Valsalva 动作时，测量直肠壶腹部相对于参考线的距离（图 2-2-9）、最大 Valsalva 动作时，测量直肠前壁膨出高度。沿肛管前壁内括约肌画延长线作为参考线，直肠前壁膨出的最高点距参考线的垂直距离，即为直肠前壁膨出高度（图 2-2-10）及子宫直肠间隙情况观察。

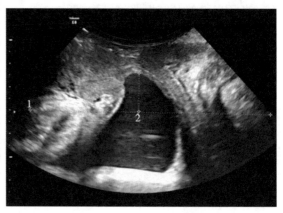

图 2-2-7　膀胱后壁最低点位置测量

径线 1 为经过耻骨联合后下缘的水平线，作为参考线；径线 2 为测量膀胱后壁最低点相对参考线的距离。

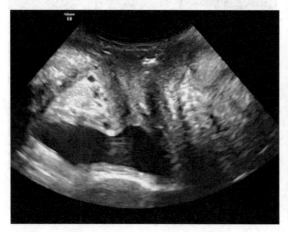

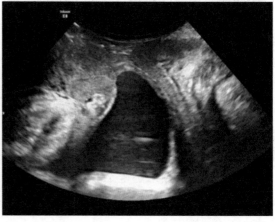

图 2-2-8　尿道旋转和膀胱后角变化情况测量

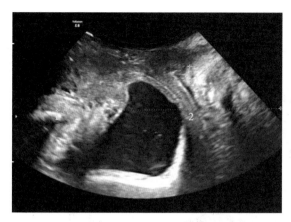

图 2-2-9 直肠壶腹部下降情况观察

径线 1 为经过耻骨联合后下缘的水平线,作为参考线;径线 2 为测量直肠壶腹部前壁最低点相对参考线的距离。

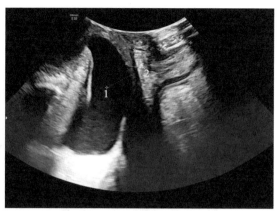

图 2-2-10 直肠前壁膨出情况观察

径线 1 为沿肛管前壁内括约肌画延长线,作为参考线;径线 2 为直肠前壁膨出的最高点距参考线的垂直距离,即为直肠前壁膨出高度。

3)盆底肌收缩时观察内容:①正中矢状切面下,肛提肌裂孔前后径的变化情况;②沿左右旁正中矢状切面动态观察肛提肌连续性情况。

(2)肛提肌情况观察:在会阴处放置超声探头,以正中矢状切面作为起始切面,启动三维/四维超声表面成像模式。在最大 Valsalva 动作时,测量肛提肌裂孔大小;在盆底肌收缩时,使用断层超声模式观察各层次肛提肌的完整性、连续性,进行肛提肌的断层超声成像,层间间隔为 2.5mm(图 2-2-11)。

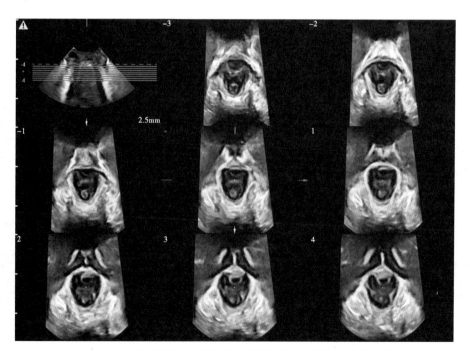

图 2-2-11 在盆底肌收缩时,使用断层超声模式观察肛提肌情况

(3)肛门括约肌的观察:以二维灰阶模式动态观察肛门括约肌连续性;在盆底肌收缩期间,使用断层超声成像评估肛门内、外括约肌复合体(图 2-2-12)。

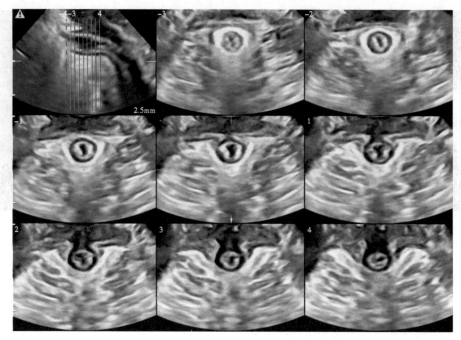

图 2-2-12　肛门内、外括约肌复合体观察

（4）吊带或其他植入物观察：因盆底功能紊乱进行吊带或其他相关手术植入物者，超声可以观察植入物的位置、走行，盆底肌收缩时或最大 Valsalva 动作时植入物的位移情况，以及其对尿道的牵拉关闭情况。

静息状态下可见吊带位于尿道中段的后方，在 Valsalva 动作时可以看到吊带往前上牵拉尿道，关闭尿道（图 2-2-13）。

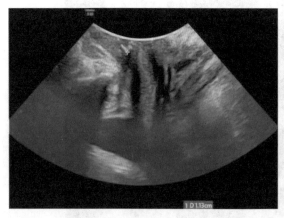
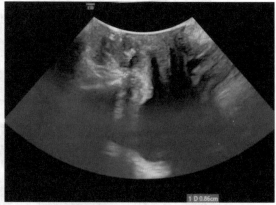

图 2-2-13　吊带或其他植入物观察

3. 常见盆底疾病超声评估

（1）盆腔器官脱垂：在最大 Valsalva 动作下，在盆底正中矢状切面上，图像中以经过耻骨联合后下缘水平线为参考线，以膀胱最低点相对参考线的距离来判断是否存在膀胱脱垂（图 2-2-9）；以

宫颈最低点相对参考线的距离来判断是否存在子宫脱垂；以直肠前壁膨出高度来判断是否存在真性直肠前壁膨出（图 2-2-10）。目前对于判断盆腔器官脱垂的阈值并不统一。

三维重建模式下测量肛提肌裂孔面积的大小，可辅助评估盆腔器官脱垂的原因和程度。正常情况下，最大 Valsalva 动作时肛提肌裂孔面积≤20cm²；若裂孔面积≥35cm²，则与中重度脱垂密切相关，并可伴有脱垂相关的临床症状。

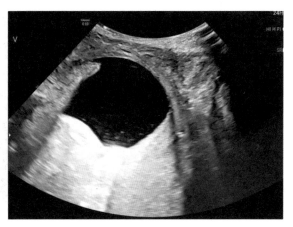

图 2-2-14　张力性尿失禁盆底超声评估

（2）张力性尿失禁：最大 Valsalva 动作下尿道内口打开、近段尿道呈漏斗样开放，是张力性尿失禁的直接证据（图 2-2-14）。

最大 Valsalva 动作下膀胱颈下移距离、尿道旋转角度和膀胱后角的变化，则可以判断膀胱颈的移动度，辅助判断张力性尿失禁情况（图 2-2-15）。

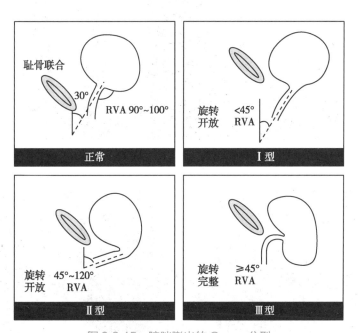

图 2-2-15　膀胱膨出的 Green 分型

RVA. 膀胱后角。

（3）盆底肌损伤：二维超声旁正中切面扫查可以观察肛提肌的连续性。但是对肛提肌形态的观察更直观和有效的是在三维重建的基础上进行，通过表面成像模式和断层模式显示收缩状态下肛提肌各个层次的形态、边缘和完整性。肛提肌损伤往往发生在其耻骨降支的附着点，在盆底肌收缩状态下，三维重建模式可见其连续性的缺损、中断（图 2-2-16），两侧尿道肛提肌间距明显地不对称（图 2-2-17），断层模式还可观察其累及的层次和范围（图 2-2-18）。

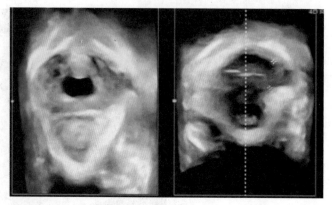

图 2-2-16　一侧肛提肌与耻骨降支附着点处连续性缺损、中断

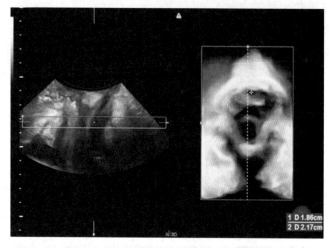

图 2-2-17　两侧尿道肛提肌间距不对称

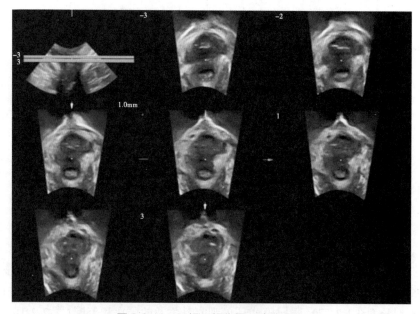

图 2-2-18　肛提肌损伤累及多个层次

（4）术后吊带状态：正常状态下，在盆底正中矢状切面下，吊带位置位于尿道中段的后方。在 Valsalva 动作时，吊带可以向前上方向牵引尿道中段，有效地关闭牵引处形成的漏斗样开口，从而改善张力性尿失禁的状况。如果吊带的位置发生了改变，或者在 Valsalva 动作时不能牵引尿道中段向前或者过度地牵引尿道，则会造成尿失禁不能改善或出现排尿困难（图 2-2-19）。

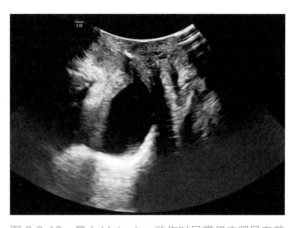

图 2-2-19　最大 Valsalva 动作时吊带仍未明显向前上牵拉尿道

（二）学生实训

学生 2 人一组，在模型或患者上进行超声评估，1 人做记录，1 人对模型或患者进行实训。老师进行纠错与再示范，直至学生能独立正确完成流程。

四、适应证、禁忌证和注意事项

（一）适应证

1. 盆底脏器脱垂患者，包括膀胱脱垂、子宫脱垂等。

2. 排尿异常患者，包括张力性尿失禁或急迫性漏尿的患者，排尿困难、排尿不尽、尿频、夜尿增多患者。

3. 排便异常患者，包括排便困难，便意不尽，慢性便秘，或大便失禁患者。

4. 不明原因的慢性盆腔痛患者。

5. 妊娠及分娩后，特别是多次自然分娩患者。

6. 因为任何原因进行盆底肌训练的患者。

7. 因盆底功能紊乱植入补片或其他假体的患者。

（二）禁忌证

1. 女性月经期；尿道、阴道和下消化道活动性出血。

2. 盆腔手术，术后未满 1 个月。

3. 不能配合和交流者。

推荐阅读文献

[1] 中华医学会超声医学分会妇产超声学组. 盆底超声检查中国专家共识（2022 版）. 中华超声影像学杂志，2022，31（3）：85-191.

[2] 中华医学会妇产科分会妇科盆底学组. 盆腔器官脱垂的中国诊治指南（2020 年版）. 中华妇产科杂志，2020，55（5）：300-306.

[3] 朱兰，郎景和. 女性盆底学. 2 版. 北京：人民卫生出版社，2008.

[4] CALDWELL L，WHITE A B. Stress urinary incontinence：slings，single-incision slings，and nonmesh approaches. Obstet Gynecol Clin North Am，2021，48（3）：449-466.

[5] EXPERT PANEL on GYN and OB IMAGING. ACR appropriateness criteria® pelvic floor dysfunction in females. J Am Coll Radiol，2022，19（5S）：S137-S155.

[6] HASHIMOTO B，SHETH S，MUELLER E，et al. AIUM/IUGA practice parameter for the performance of

urogynecological ultrasound examinations developed in collaboration with the ACR, the AUGS, the AUA, and the SRU. Int Urogynecol J Pelvic Floor Dysfunct, 2019, 30 (9): 1389-1400.

[7]　GAO Y, ZHAO Z, YANG Y, et al. Diagnostic value of pelvic floor ultrasonography for diagnosis of pelvic organ prolapse: a systematic review. Int Urogynecol J, 2020, 31 (1): 15-33.

[8]　NYHUS M, MATHEW S, SALVESEN, et al. Effect of preoperative pelvic floor muscle training on pelvic floor muscle contraction and symptomatic and anatomical pelvic organ prolapse after surgery: randomized controlled trial. Ultrasound Obstet Gynecol, 2020, 56 (1): 28-36.

（楼海亚）

第三章

尿流动力学评估技术与操作规范

尿流动力学是泌尿外科的一个重要分支,它主要根据流体力学和电生理学的原理和方法,检查尿路各个部位的压力、尿流速率以及生物电生理活动,了解尿路中尿液输送功能,储尿、排尿过程中的生理以及病理变化。尿流动力学分为上尿路动力学检查和下尿路动力学检查,在绝大部分情况下,临床所说的尿流动力学指下尿路动力学检查。

一、教学目的

1. 了解尿流动力学的测定原理、熟悉尿流动力学检查流程。

2. 掌握尿流动力学测定方法 指导患者进行储尿期以及排尿期的尿流动力学测定,明确尿流动力测定过程及记录测定报告。

3. 掌握尿流动力学报告的数据意义,掌握常见疾病的尿流动力学表现。

4. 教学学时 教师示范及讲解尿流动力的测定原理、检查流程及报告解读(0.5 学时)。学生模拟操作及教师纠错(0.5 学时)。

二、教学准备

1. 物品准备 备物齐全,放置有序,所有物品均在有效期内。

(1) 尿道测压管(单腔测压管 / 双腔测压管)、直肠测压管、一次性泵管、压力传感器(3 个)、尿流动力测压连接管(3 条)、压力泵、尿流动力阻尼管、10ml 注射器(4 个)。

(2) 肌电图导线、电极、外固定贴膜。

(3) 500ml/1 000ml 生理盐水若干瓶、男患者备石蜡油、利多卡因胶浆(备用)。

(4) 导尿包、无菌手套、棉签、一次性无菌手套、薄膜手套、一次性橡胶手套、胶布(撕好若干小条备用)、小纱布、干燥量杯、避孕套。

(5) 安尔碘消毒液、免洗手消毒液。

(6) 按需准备坐便纸、擦手纸、备皮刀。

2. 环境准备

(1) 检查床清洁,垫巾每人一换,可提前制作成导流槽。

(2) 各传输设备连接完好,电量充足,仪器表面完成清洁消毒。

(3) 机器调试:双击图标启动软件,设备信号良好(左上角 3 个仪器连接图标均有"√")。

三、操作规范

(一)教师示范

1. 评估

(1) 患者评估:核对医嘱及患者身份,评估尿流动力学检查目的;年龄、性别、病史,平日排尿状况、配合程度、对尿流动力检查的认知程度;适度充盈膀胱,排空大便。

（2）环境评估：环境安静明亮、隐蔽（关门或备屏风）、温暖。

2. 操作步骤

（1）尿流率检查

1）调整好漏斗与量杯的位置，需坐位排尿患者垫好坐便纸。

2）点击软件"尿流率"按钮，输入患者姓名、出生日期、性别。

3）屏幕上出现"流量""流率"两项参数的检查界面，待窗口显示"自动检测模式"，点击"全部置零"按钮。

4）嘱患者按平时方法往漏斗内全部排空小便，注意保护患者隐私。

5）排尿量150~400ml为宜。排尿后点击"停止"按钮，检查尿流峰值、终末点是否标记正确，调整后点击"保存"。建议填入测得残余尿数值（PVR）后再行打印。

6）打印报告：点击"文件"—"打印研究"—选择"尿流报告"，确定后打印并做好登记。

7）若患者尿量未达到仪器检测标准，请患者憋尿稍后检查。

（2）残余尿测定

1）嘱患者在尿流率检测后到洗手间再次排尿。

2）使用膀胱扫描仪测量残余尿或经一次性导尿测残余尿。

3）残余尿结果填写于尿流率报告中并打印。

（3）完全膀胱测压

1）点击"完全膀胱测压"按钮，输入患者姓名、出生日期、性别、病史。

2）操作前准备：将尿流动力测压连接管与压力传感器连接，并使用10ml注射器排尽空气，将压力感受器、膀胱测压连接管、直肠测压连接管、尿道测压连接管与耻骨联合置于同一水平面并点击置零。抽取10ml生理盐水并将直肠测压管排尽空气，使用避孕套套在直肠测压管水囊外备用。

3）嘱患者去除外裤、内裤，截石位躺在检查床上。

4）洗手后戴一次性手套，剃除肛周毛发，肌电电极对称贴于肛周。连接导线与无线传感装置，点击"执行"，嘱患者大力咳嗽，测试肌电信号良好后用透明贴膜覆盖电极。

5）常规消毒会阴部，洗手、戴无菌手套，可选择利多卡因胶浆表面麻醉尿道（使用超声测量残余尿的患者，置入一次性导尿管，排尽膀胱内尿液），润滑后轻柔置入尿道测压管，女性置入20~25cm，男性置入25~30cm，用胶布妥善固定。

6）操作者示指轻轻插入直肠，另一手从侧面沿示指置入直肠测压管，深度8~10cm，嘱患者勿用力以防导管脱出。更换手套，使用胶布十字交叉法外固定。会阴部覆盖小纱布作尿液引流条。

7）脱手套洗手。将连接管与相应测压接头连接。检查膀胱压、腹压、尿道压及其他参数，调节直肠测压管水囊大小，将膀胱逼尿肌压力调整于 -3~3cmH$_2$O 之间。点"停止"不保存此次变化，新开一"完全膀胱测压"文件准备测压。

8）充盈期检测：点"执行"，嘱患者咳嗽，当膀胱压与腹压波形一致时，点"泵"根据患者情况进行中速灌注（中速约50ml/min，尿频及敏感患者可选择低速灌注20~30ml/min）。随着灌水量的增加，操作者需告诉患者在其出现"初感觉""初急迫""强烈急迫"以及"不舒适"的时候需进行告知，同时操作者点击相应按钮进行记录。有尿失禁的患者在适当时刻（灌注200~300ml）进行腹压漏尿点检测。

9）排尿期检测：当患者达最大容量后，操作者点击"停止泵"结束灌注，嘱患者咳嗽确认测压导管传导良好后，点击"医嘱排尿"让患者排尿。排尿结束后点"停止"并"保存"。注意排尿时体位须与完全测压体位一致，不可调整体位排尿。

10）尿道测压：测试前确保膀胱内有一定容量（初尿感>50ml），连接阻尼管并使用压力泵至刻度在绿色范围，将阻尼管另一端连接至尿道压力传感器上，分离膀胱压连接管及尿道压连接管，与耻骨联合及压力传感器置于同一水平面，点击置零后连接膀胱测压连接管、尿道测压连接管。点击"执行—开始拉杆"，过程中嘱患者保持安静、放松，当尿道闭合压回落至"0"时点"停止拉杆—停止—回收拉杆"，重复操作2～3次，若所得图像大致相同，则点"保存"结束检查。

11）协助患者整理衣物，询问患者感受，交代注意事项，必要时联系主管医师。垃圾分类处理，仪器导线使用消毒湿巾擦拭备用。书写尿流动力学报告。

（二）学生实训

学生5人一组，轮流扮演医师角色进行操作，4人进行观摩。评估过程中可采用真实患者或盆底模型进行示教。老师进行纠错与再示范，直至学生操作正确。

四、尿流动力测定的注意事项

1. 患者无特殊不适，检查过程中能配合操作者。
2. 操作者严格无菌操作，做好标准预防，物品无污染。
3. 熟知常见适应证的排尿表现，操作中体现批判性思维。
4. 操作过程熟练，动作轻柔，记录诊断准确。
5. 关心患者感受，注意隐私保护。
6. 物品分类处理，消毒隔离。

推荐阅读文献

[1] KOCHER N J, DAMASER M S, GILL B C. Advances in ambulatory urodynamics. Curr Urol Rep，2020，21（10）：41.

[2] MC KERTICH K. Urodynamics. Aust Fam Physician，2011，40（6）：389-391.

（文　伟）

第四章

盆底影像学评估技术与操作规范

第一节　盆底常规影像评估

盆底功能障碍性疾病可伴随着骨盆、脊柱的相关结构紊乱、骨质改变等因素，骨骼因素的改变也可导致盆底功能障碍性疾病的出现。排便造影检查是常见的排便困难患者需进行的检查之一，可对排便困难的分类、分型进行判断，从而为临床治疗提供参考。本部分内容主要介绍骨盆 X 线、脊柱 X 线与排便造影检查。

一、教学目的

1. 掌握盆底影像学相关技术的操作流程，包括骨盆 X 线、脊柱 X 线、排便造影检查等技术。
2. 熟悉骨盆 X 线、脊柱 X 线及排便造影检查相关评定技术的临床意义、适应证与禁忌证。
3. 教学学时　0.5 学时，教师示范、学生操作及教师纠错各三分之一。

二、教学准备

X 线成像仪器、MRI 成像仪器、排便造影相关药物与器材。

三、操作规范

（一）教师示范

1. 医患沟通　与患者沟通，交代 X 线检查、排便造影检查技术的注意事项、目的、意义和受试者需执行的动作，取得配合。

2. 检测前准备

（1）取下受检部位含金属的物品，如手机、钥匙、金属手表、眼镜、项链、纽扣、皮带、硬币等。

（2）扫描参数设定。

（3）患者准备：大部分患者均可完成相关检查体位及动作，如因患者年龄、肢体活动等因素，可在家属陪护协助下完成相关检查与体位动作。

3. 骨盆片评估技术与操作规范

（1）骨盆正位片：体位为仰卧前后位，摄片范围包括全部骨盆组成骨及两侧股骨近端 1/4，且左右对称，骨盆腔正中显示（图 2-4-1）。用于观察骨盆组成骨（包括髂骨、耻骨、坐骨等）及股骨头颈、大小转子、转子间及股骨上段的骨质病变，以及骶髂关

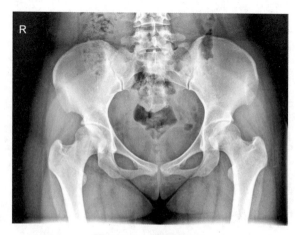

图 2-4-1　骨盆正位片

节、耻骨联合及髋关节等病变情况。

（2）骨盆侧位片：要求患者侧卧于检查床上，两下肢完全伸直，用于观察骨盆入口、出口径以及骶尾椎骨质情况。骨盆入口位、出口位摄片，着重显示耻骨上下支、坐骨上下支、闭孔及耻骨联合骨质情况。

4. 全脊柱片评估技术与操作规范　全脊柱站立正位片的体位为站立前后位，影像上缘包括寰枕关节，下缘包括双侧髋关节，C_1 至骶尾椎位于影像正中。全脊柱站立侧位片，影像上缘包括寰枕关节，下缘包括骶尾骨，C_1 至骶尾椎位于影像正中。用于观察全脊柱骨质及稳定性。全脊柱站立正侧位片要求图像拼接处椎体完整、骨质连续（图 2-4-2）。如需观察椎间孔及附件，则加摄相应节段的左、右斜位。

5. 排便造影评估技术及操作规范

（1）X 线排便造影检查：检查前 2 日流质饮食；检查时，通过肛门导管注入 60%（W/V）硫酸钡混悬液约 300ml，充盈乙状结肠及直肠，嘱患者侧坐于排便造影装置，调整坐姿使左右股骨重合，透视下选择性摄片，分别拍摄静息、提肛、用力排便充盈相及黏膜相，必要时拍摄正位用力排便黏膜相。

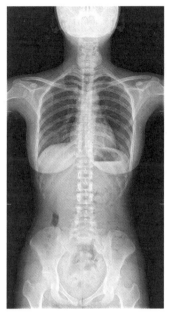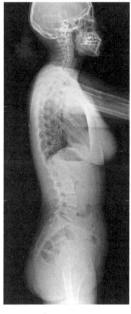

图 2-4-2　全脊柱站立正侧位片

（2）MRI 动态排便造影检查：检查前 2 日流质饮食；检查采用 1.5T MRI 扫描仪进行检查，采用体部线圈，患者仰卧位，扫描范围覆盖整个盆腔（直肠、肛管）；扫描序列包括常规轴位 T_1WI 序列、轴位 T_2WI 脂肪抑制序列、矢状位 T_2WI 序列、冠状位 T_2WI 脂肪抑制序列；后经肛门注入含 Ga-DTPA（2～3ml）的玉米糊约 300ml，患者仰卧位，臀下放置便盆，背部垫高与臀部相平，使用快速扰相梯度回波序列进行正中矢状位扫描，采集静息、提肛、用力排便充盈相及黏膜相。

检查所得图像常见各径线测量如图 2-4-3。

（二）学生实训

学生 5～10 人一组，轮流由 1 人扮演影像技师的角色，由 1 人扮演影像医师的角色，其余人观摩，学习操作及阅片，由老师进行纠正、指导。

四、适应证、禁忌证和注意事项

（一）适应证

1. 骨盆、脊柱骨折及术后复查。

2. 骨盆、脊柱关节紊乱、关节分离、疼痛。

3. 肛门直肠因素所致排便困难患者。

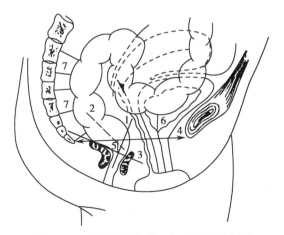

图 2-4-3　排便造影径线及角度测量示意图
1. 肛管轴线；2. 直肠轴线；3. 近似直肠轴线；4. 耻尾线；5. 肛上距；6. 乙耻距；7. 骶直间距。

（二）禁忌证

1. 骨折不稳定者。

2. 严重内科疾病、心理疾病所致不能完成检查者。

3. 孕妇等不宜进行检查者。

4. 不能配合完成检查动作者。

（三）注意事项

1. 评估前须与患者充分沟通，取得患者配合，告知患者相关检查动作、准备材料及可能出现的不适。

2. 检查过程中，尽量保持患者标准的姿势体位，注意保暖。

推荐阅读文献

[1] 余建明，李真林. 实用医学影像技术. 2版. 北京：人民卫生出版社，2021.

[2] LAURA G S, JAIME M C, LUIS F A H, et al. MR imaging-based assessment of the female pelvic floor. Radiographics，2014，34：1417-1439.

（马可云）

第二节　盆底神经影像评估

盆底功能障碍性疾病发生时，相关的大脑功能脑区会有相应改变，脑功能评定技术可以对大脑功能区活动强度、功能区活动一致性、不同脑区协同性、功能脑区之间的联系等进行综合评估，可对该疾病有进一步的认识，为精准康复及康复疗效的评定提供有效保障。其中功能磁共振（functional magnetic resonance imaging，fMRI）是用于脑功能的检测与指导精准康复的技术之一。

fMRI 基于血氧水平依赖（blood oxygenation level dependent，BOLD）的对比原理，脱氧血红蛋白为顺磁性物质，含量下降使 T_2 弛豫时间延长，表现为信号增强，fMRI 信号可反映大脑局部血氧浓度的不同，进一步反映神经元的活动状态。

fMRI 可分为任务态 fMRI 和静息态 fMRI，任务态 fMRI 通过设置特定任务活动引起特定脑区激活，其特点是特异性高，但同时要求受试者有较高的配合度。静息态 fMRI 基于 BOLD 信号进行数据采集，更接近生理状态，重复性好，操作简单，不需要受试者特定配合，但分析较复杂。本节学习通过 fMRI 设备来评定盆底功能障碍的相应脑区变化。

一、教学目的

1. 掌握 fMRI 相关技术的操作流程。

2. 熟悉 fMRI 相关评定技术的临床意义、适应证与禁忌证。

3. 教学学时　0.5学时，教师示范、学生操作及教师纠错各三分之一。

二、教学准备

fMRI 成像仪器、视听刺激系统、隔音耳塞。

三、操作规范

（一）教师示范

1. 医患沟通 与患者沟通，交代 fMRI 评定技术的注意事项、目的、意义和患者需执行的动作，取得配合。

2. 检测前准备

（1）取下一切含金属的物品，如手机、钥匙、金属手表、眼镜、项链、义齿、纽扣、义眼、助听器、皮带、硬币、戒指等。

（2）扫描参数设定：根据磁共振仪型号设置相应的扫描系列参数，具体参数可以参考中国脑成像联盟临床科研型标准化参数设置，需要设置扫描序列：T_1（3D）、静息态 BOLD、任务态 BOLD、场图。

（3）患者准备：采取泡沫垫固定患者头部，用棉球塞住其双耳，避免外界噪声等干扰，嘱患者双眼闭合，保持身体与头部静止不动。

3. 开始扫描 在技术的指导下，依次对患者进行场图、T_1、静息态 BOLD 和任务态 BOLD 序列扫描，扫描时保持静止不动，无须配合执行动作；任务态 BOLD 时，根据指示执行特定任务。

4. 数据处理 扫描完成后，对扫描序列结果使用专门软件进行分析，包括切片时间校正（slice timing）—头动校正（realign）—空间标准化（normalize）—空间平滑（smooth），预处理完成后可进行建模分析，主要采用广义线性模型（generalized linear model，GLM）进行统计分析；分析局部一致性（regional homogeneity，ReHo）、平均低频振荡振幅（mean amplitude of low frequency fluctuation，mALFF）及功能连接（functional connectivity，FC）等相关指标。

（二）学生实训

学生 5～10 人一组，轮流由 1 人扮演影像技师的角色，由 1 人扮演影像医师的角色，其余人观摩，学习操作及阅片，由老师进行纠正、指导。

四、适应证、禁忌证和注意事项

（一）适应证

1. 产后患者的常规筛查。

2. 尿失禁、尿潴留、膀胱过度活动症者。

3. 神经源直肠患者。

4. 盆腔疾病术前及术后者、慢性盆腔痛患者。

5. 各类原因导致的盆底功能障碍者。

（二）禁忌证

1. 绝对禁忌证

（1）安装有心脏起搏器患者。

（2）体内置有神经刺激器者。

（3）有中枢神经系统的金属止血夹者。

（4）内植人工内耳患者。

（5）有药物注射泵者。

（6）使用金属气切套管的患者。

2. 相对禁忌证

（1）骨科植入器材、骨钉与人工关节者。

（2）嵌入皮肤的金属异物或者体内有弹片者。

（3）血管内支架者。

（4）有义齿、助听器、外科手术网丝和铜丝者。

（5）妊娠患者。

（三）注意事项

1. 评估前需与患者充分沟通，取得患者配合，必要时设置有效范式，告知患者需执行的任务。

2. 评估时除按要求进行相关活动外，尽量保证患者身体与头部静止不动。

推荐阅读文献

[1] 徐睿，王荣品. fMRI 在脑部疾病中的应用. 中国中西医结合影像学杂志，2022，20（2）：103-106.

[2] 张豪杰，李芳，李晃金子，等. 神经影像在卒中后脑可塑性机制中的应用进展. 中国康复理论与实践，2021，27（1）：48-53.

（王茂源　钟燕彪）

第五章

胃肠动力学评估技术与操作规范

肛门直肠测压（anorectal manometry，ARM）是主要用于评估肛门直肠括约肌和盆底肌功能及其协调性的检查，是最常用的肛门直肠生理检测方法之一，广泛应用于便秘、大便失禁、肛门疼痛等盆底疾病的诊断与评估，是目前客观评估肛门直肠感觉和运动功能的最佳选择，同时对于肛门直肠功能的治疗和恢复亦有重要的指导意义。肛门直肠测压通过动态测量肛门直肠腔内压力变化，获取数值，客观地评估肛门直肠的功能，如节律、收缩和松弛情况、肛门直肠的协调性，以及相关反射活动和直肠感觉。

一、教学目的

1. 了解肛门直肠测压的检测原理，熟悉测压的适应证、禁忌证、操作方法、检查流程及电极导管的特性和日常维护。

2. 掌握肛门直肠测压检测的操作步骤，包括正确的体位、直肠指检、教会患者正确完成肛门收缩和排便动作、肛门直肠抑制反射（rectoanal inhibitory reflex，RAIR）的检测、直肠黏膜感觉测试及球囊逼出试验。

3. 可以读懂肛门直肠测压报告，掌握各数据的临床意义。

4. 教学学时　0.5学时，教师示范、学生模拟操作及教师纠错各三分之一。

二、教学准备

按单位条件准备一台液态或固态高分辨率肛门直肠测压设备（配备相应电极导管）（以下物品准备及操作均以固态高分辨率肛门直肠测压为例），普通固态高分辨率肛门直肠测压电极和套膜（图2-5-1）、50ml针筒、16Fr双腔导尿管、三通、棉签、一次性中单（床单）、床边坐便器。每一组10位学生观摩教学。如为3D高清晰肛门直肠测压，套膜为3D肛门直肠测压套膜、1ml注射器，其余用品相同（图2-5-2）。

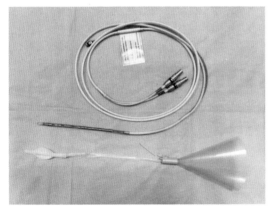

图2-5-1　2D肛门直肠测压电极和套膜

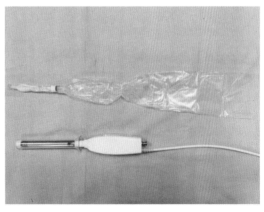

图2-5-2　3D肛门直肠测压电极和套膜

三、操作规范

(一)教师示范

1. 操作前向患者简单介绍操作步骤,缓解紧张情绪。

2. 开机预热1分钟,连接肛门直肠测压电极,打开测压软件。按软件操作步骤指导进行压力校准,套膜。注意3D肛门直肠测压需在套膜后行压力校准。

3. 指导患者取正确体位,即左侧卧位、屈膝屈髋90°。检查前2小时排空直肠内大便(建议使用开塞露),灌肠后需30分钟后再行检测,检查前排空膀胱(图2-5-3)。

4. 检查肛周皮肤,评估肛门反射。直肠指检,教会患者正确做收缩肛门和排便动作,检查是否直肠内大便充盈,是否有肛裂等触痛。

5. 导管压力清零后电极导管插入肛管。左手持电极,右手示指带着电极前端插入直肠,直至肛管压力条带居中且完全显示。球囊需插入直肠内,距肛4~5cm。3D导管插入时,须沿着肛管方向调整位置,避免暴力插入损伤肛管和直肠。需注意,清零时,手不可触及电极(图2-5-4)。

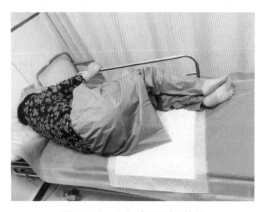

图2-5-3　肛门直肠测压体位

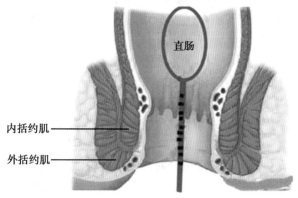

图2-5-4　电极导管放置示意图

6. 检测操作(图2-5-5)

(1)静息压:让患者放松,静卧休息3分钟后取静息压60秒。注意观察超慢波,完整采集整个波循环。

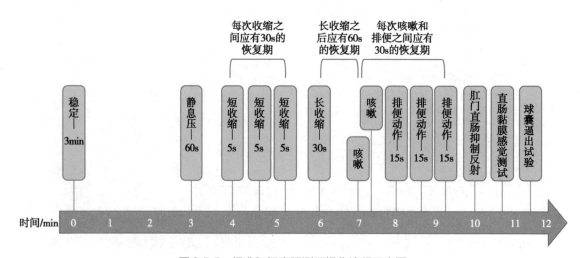

图2-5-5　标准肛门直肠测压操作流程示意图

（2）收缩压：肛管收缩 5 秒做短收缩，共 3 次，每次间隔休息各 30 秒；做长收缩，30 秒 1 次，休息 1 分钟后咳嗽 2 次。嘱患者尽力做缩肛动作，长收缩时须每 5 秒提醒患者一次。收缩压取最好的结果分析。

（3）排便压：模拟排便动作 15 秒共 3 次，其间休息间隔 30 秒。指导患者用最大能力做。排便压取最倾向于正常的结果分析。

7. 肛门直肠抑制反射　针筒连接电极连通气囊的导管，快速注气 30ml 后抽出气体，观察当直肠快速膨胀时肛门的反应。注意注气时应快速注入，同时提醒患者避免做缩肛动作。对于巨大的直肠，过小容量的直肠充气有可能导致反射引出失败，对于怀疑是先天性巨结肠的患者，应加大充气量，反复进行检测。

8. 直肠黏膜感觉测试　注射器以 10ml/s 的速度注气测试患者直肠黏膜感觉，包括初始感觉、初始排便感觉、排便窘迫感阈值和排便最大耐受容量阈值。需注意留一定的时间给患者进行感觉反馈。

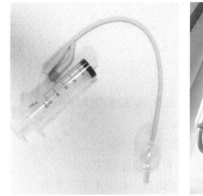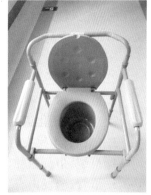

9. 拔管　结束信息采集，拔出导管后关闭软件，拆除套膜。

10. 球囊逼出试验　患者取左侧卧位，置入带球囊导管约 10cm（图 2-5-6）。嘱患者坐于坐便器上，模拟日常排便，计时 2 分钟。如未排出球囊，到时间后拔出导管，结束检查。检查期间需注意保护患者隐私。

图 2-5-6　球囊逼出试验球囊和座椅

11. 能看懂图谱，正确分析数据，注意分析框的放置。能了解各数据的正常值，读懂报告（图 2-5-7）。

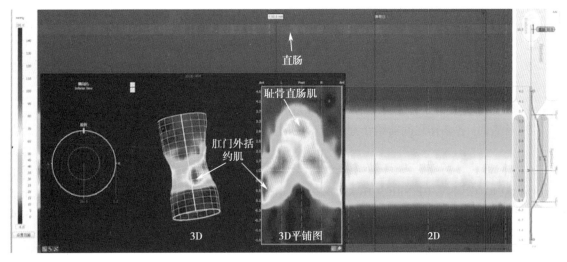

图 2-5-7　肛门直肠测压图谱
肛管静息状态在 3D、3D 平铺及 2D 的压力显示。

（二）学生实训

学生 2 人一组，1 人做操作，1 人用手模拟患者肛管。老师进行纠错与再示范，直至学生能独立地正确完成流程。

四、适应证、禁忌证和注意事项

（一）适应证

1. 绝对适应证

（1）慢性便秘。

（2）大便失禁。

2. 相对适应证

（1）功能性直肠肛门痛。

（2）肛门直肠术前后评价。

（3）分娩后肛门直肠损伤及治疗方案制定。

（4）先天性巨结肠。

（5）疑似盆底功能障碍。

（6）评价生物反馈疗效。

（二）禁忌证

1. 肛管直肠存在易出血性病变或占位性病变致严重梗阻者。

2. 急性下消化道出血。

3. 急性肠道感染、潜在穿孔危险。

4. 肛裂、肛周脓肿、不可回纳性脱肛。

5. 肛管、直肠内有手术切口，术后未满 1 个月。

6. 女性月经期、妊娠期。

7. 不能配合和无法交流者。

（三）注意事项

1. 电极导管每周进行 1 次温度校准。

2. 电极导管使用后需进行消毒。先用内镜多用酶稀释剂浸泡 5 分钟，流水冲净后浸泡于邻苯二甲醛消毒液中 5 分钟，净化水冲净后晾干于盒内保存。

3. 电极导管不能过度弯曲，曲率不小于 15cm 直径，不能接触尖锐物品，不能用力拿捏导管，否则容易损坏导管。

4. 插管时使用非麻醉性润滑剂（水溶性）协助，避免硅油或润滑油。

5. 检查时，各动作之间需给予患者充分的时间休息。

推荐阅读文献

CARRINGTON E V, HEINRICH H, KNOWLES C H. The international anorectal physiology working group（IAPWG）recommendations: standardized testing protocol and the London classification for disorders of anorectal function. Neurogastroenterol Motil, 2020, 32（1）: e13679.

（储 华）

第六章

直肠指检评估技术与操作规范

直肠指检的主要目的是评估肛管或直肠中下段有无肿块或其他异常,并判断肿块的位置、大小、质地、活动度,以及是位于肠腔内还是黏膜下或肠壁外。同时,直肠指检还能发现一些炎症性病变如脓肿或瘘管等,或继发于先前手术或克罗恩病的狭窄,以及一些直肠异物或直肠破损;还能根据退指后指套是否染血以及染血的颜色来判断是否有近端肠道的出血情况。

除了评估可触及的异常外,直肠指检还可初步评估盆底和肛门括约肌功能,这对于出口梗阻型便秘的患者可能会有帮助。因为远端肛管难以用内镜观察,一些黏膜下的病变也无法通过内镜看到,故肛门镜和直肠镜检查都不能代替直肠指检。

一、教学目的

1. 了解直肠指检的目的、适应证和禁忌证。
2. 熟悉直肠指检的基本操作流程及检查前准备。
3. 熟悉正常人直肠指检的表现,了解直肠指检的一些阳性体征。
4. 教学学时　教师讲解及示范直肠指检的操作流程,学生模拟操作及教师纠错(共0.5学时)。

二、教学准备

按单位条件准备检查床、一次性中单、乳胶手套、超声耦合剂或石蜡油、医用检查灯。

三、操作规范

(一)教师示范

1. 患者体位　因检查者一般采用右手示指进行指检,所以检查时患者一般采取左侧卧位,一方面便于暴露肛门,方便医师操作;另一方面也利于示指能探查到较深的位置。患者向左侧卧于检查床上,臀部靠近床沿,髋、膝关节各屈曲90°向腹侧靠拢,臀部较大的患者,可让患者一手掰住右半臀部,以充分暴露肛门和臀部。

在特殊情况下,如果患者不能左侧卧位,也可以采取右侧卧位或者平卧位进行指检。有脱垂的患者,为了让脱垂肠段尽量脱出,也可以采取下蹲位。

2. 检查前准备　因为直肠指检会给患者带来不舒适的感觉,所以检查前要让患者尽量放松,褪下内裤,充分暴露肛门及周围区域。医师戴上合适的乳胶手套后,示指涂好润滑剂(作者经验采用超声耦合剂较好,也可采用石蜡油),用示指轻轻按摩肛门周围,让患者放松肛门括约肌,然后示指缓慢滑入肛门进入直肠。检查时嘱咐患者放松肛门括约肌尤其重要,如果不能放松括约肌而与医师示指产生对抗,不仅指检不能顺利完成,患者的肛门疼痛感也会加剧。检查医师应在整个检查过程中与患者沟通,以提高患者的舒适度和依从性。

3. 检查过程　检查时,嘱患者摆好体位,放松身体及肛门肌肉,检查者示指缓慢滑入肛门内,逐渐深入,一般可检查至距肛6cm内肠壁。有些男性患者臀凹很深或者配合欠佳,可能只能检查到距肛 5cm 甚至 4cm 的位置，而有些女性患者能触摸到距肛 8cm 的肿块。沿顺时针方向以示指第一指节指腹触摸肠壁，探查有无肿物、破损及异物等情况。然后从直肠近端向远端肛门方向逐渐退出，边退边触摸检查肠壁，一直到肛门口为止。有盆底痛的患者，可用示指触摸盆底肌的不同位置，询问患者是否有痛感来判断疼痛的位置。

如疑有出口梗阻型便秘的患者，可以通过直肠指检来评估肛门括约肌的静息张力，待示指第一指节退至肛门直肠交界处时，嘱患者做收缩和放松肛门括约肌的动作（就像在抵抗排便或排气时的动作），判断肛门括约肌收缩的力量和协调性。

4. 正常检查所见　正常的被检者直肠指检距肛 6cm 内直肠黏膜光滑，指检不能触摸到肿块。距肛缘 2.5cm 处为齿状线区，上方即为内痔区。内痔一般不能通过指检发现，但有些较大的内痔特别是反复脱出的内痔指检时可在齿状线上触及质软的肿块，表面光滑，伴有血栓形成时质地较硬，可通过肛门镜检查鉴别。再往上端可触及肛管直肠环，正常情况下肛管直肠环肌肉收缩有力且协调性好。手指超过肛管直肠环后可感觉肠腔骤然膨大，意味着进入直肠壶腹部，此处为直肠癌的好发部位，应仔细检查有无肿块。女性患者前壁有时可触摸到圆形质韧的块状物，但直肠黏膜光滑，一般是子宫颈的位置。男性患者距肛 4～5cm 前壁肠壁外可触及前列腺，正常如栗子大小，质韧有弹性，有时会有增生或异位的前列腺组织被误认为黏膜下肿物。肠壁两侧可触及坐骨直肠窝，直肠后方可触及骶尾骨。

5. 阳性体征

（1）直肠癌：中下段的直肠癌可通过直肠指检发现，据统计，80% 的直肠癌可以通过直肠指检发现。肠壁上可触及质硬肿块，一般基底较宽，早期的可活动，晚期的往往活动度差甚至固定。肿瘤较大时常有肠腔狭窄，指套常有染血及黏液分泌物。

（2）直肠息肉：直肠指检可发现中下段的直肠息肉，息肉一般质地较软，扁平、较软的息肉不仔细触摸可能不易发现，但和周边正常肠壁对比会发现肠壁略微隆起、较不平整、表面颗粒状、黏膜可活动、指套可有染血。带蒂的息肉一般边界清楚。

（3）血栓性内痔：一般的内痔柔软、不易摸到，有血栓形成时可在内痔区触及光滑的硬结，伴触痛。

（4）肛周脓肿：一般有肛周红肿，伴触痛，表浅的脓肿成熟后有波动感。高位深部脓肿肛周外观可能没有表现，指检时可触及压痛性包块，直肠壁饱满。

（5）黏膜下结节：一般位于直肠中下段，表现为质硬的结节，表面黏膜光滑，大多数是神经内分泌肿瘤。

（6）肛乳头瘤：位于齿状线处，需和低位直肠肿瘤或息肉鉴别，指检时可在距肛约 2cm 齿状线处触及带蒂、可活动的息肉样物，大小不一，大者甚至可达 4～5cm，表面光滑，质地中等，有时可脱出肛外，或可用肛门镜观察，表面有上皮覆盖，与息肉表面是黏膜样的充血不同。

（7）肛瘘：一般的肛瘘可在肛旁发现外口，其下方有索条通向齿状线处的相应凹陷。有的黏膜下瘘在肛旁没有外口，但指检时可在黏膜下发现索条，有时会误诊为直肠肿瘤。还有的高位肛瘘，可触及相应位置的肛管直肠环纤维化。

（8）术后的吻合口：直肠切除术后位于中下段的吻合口可通过指检触及，一般需要判断吻合口有无狭窄，有无新生物等。

（9）盆底的触痛点：肛门痛的患者，肛周触诊可能没有阳性发现，但是指检时可在肛管直肠环或者盆底肌的某处或多处触及触痛点，可为肛门痛的诊断及病因提供诊断依据。

（10）直肠黏膜松弛：直肠指检可触及在壶腹部堆积的直肠黏膜，可能伴有肛门扩张、括约肌张力下降等情况。

（11）直肠前突：直肠指检时可以感觉到直肠前壁薄弱并突向阴道，特别是患者在用力排便或咳嗽时更加明显。

（二）学生实训

学生2人一组，1人做操作，1人用手模拟患者肛管。老师进行纠错与再示范，直至检查者能独立正确完成流程。

四、适应证、禁忌证和注意事项

（一）适应证

1. 疑有肛管或直肠病变，检查以发现/排除肛管、直肠的可能疾病。

2. 检查前列腺、精囊的占位性病变。

3. 盆腹腔的恶性肿瘤术后直肠指检可以排除盆底的种植转移。

4. 盆底、肛门的功能性病变可行直肠指检进行初步排查。

（二）禁忌证

肛裂或肛管的其他疾病引起肛门剧烈疼痛者，避免直肠指检以加剧疼痛。

（三）注意事项

如果通过视诊怀疑有肛裂，应推迟直肠指检直至肛裂愈合，因为指检会引起患者不必要的肛门疼痛。一般不建议在直肠指检后采集大便样本进行隐血检查，因为指检可能会引起肛门直肠的轻微损伤，造成假阳性的结果。

推荐阅读文献

KYLE G. Digital rectal examination. Nurs Times，2011，107（12）：18-19.

（王　达）

第七章
盆底肌手法检查技术与操作规范

盆底肌手法检查是指在患者主诉盆底功能障碍性疾病症状，医师对其进行详细问诊后所进行的盆底触诊（包括外阴，浅层肌群、深层肌群的张力情况，阴道前壁、膀胱后角、子宫位置、肛管形态、阴道后壁等），再告知患者进行肌力等评估。

一、教学目的

1. 了解盆底肌手法触诊检查原理，熟悉盆底肌手法触诊检查的适应证、禁忌证、操作方法、操作流程及操作前的准备工作。

2. 掌握盆底肌手法触诊检查的操作步骤：正确的体位，阴道、直肠指检，教会患者正确阴道、肛门收缩和 Valsalva 动作，Laycock 改良牛津肌力分级与新 PERFECT 评估流程。

3. 能详细记录 Laycock 改良牛津肌力分级与新 PERFECT 评估流程，掌握各数据的临床意义。

4. 教学学时 0.5 学时，教师示范、学生模拟操作及教师纠错各三分之一。

二、教学准备

准备盆底模型、一次性乳胶手套、安尔碘消毒液、消毒毛巾、消毒棉签、润滑油等物品。

三、操作规范

（一）教师示范

1. 盆底肌手法检查评估前准备工作及观察记录 进行盆底肌评估时首先嘱患者排空尿液及大便后，铺上一次性垫巾，仰卧位，观察患者腹部有无手术瘢痕、腹壁筋膜张力变化、肋弓角情况，测量肚脐到髂前上棘的连线是否左右对称，肚脐周围有无毛发，外阴及肛周阴毛分布是否浓密，外阴闭合情况，有无分泌物（记录分泌物的颜色、气味），有无痔疮。

2. 经阴道盆底肌手法检查评估 对有性生活史的女性进行盆底肌评估时，医师戴无菌手套，用安尔碘对外阴进行消毒后操作，观察大、小阴唇的饱满度、颜色及是否对称。用棉签轻触尿道口，询问患者有无疼痛或不适感。观察尿道口有无增宽、偏移，观察阴蒂的饱满度、了解患者性欲情况，对浅层肌群，包括外阴球海绵体肌、坐骨海绵体肌、会阴中心腱、会阴浅横肌、肛门外括约肌等进行正确指诊评估，观察双侧浅层肌群是否对称、张力是否一致、有无按压条索感或压痛感。嘱患者做 Valsalva 动作（吸气肚子鼓起来，屏住呼吸，用力做向下排便动作），观察阴道前壁、阴道后壁、会阴体等有无下降及膨出情况。接着用单手指（示指或中指，看操作者习惯）缓慢进入阴道内，触诊阴道内浅层肌群，感受阴道口是否紧张、有无粗糙、压痛。单指进入肛管及尾骨尖连线的位置（V6 点，耻骨联合区为 12 点方向，肛管及尾骨尖连线即为 6 点），感知 V6 点处的肛管有无凸起、胀满感，是否偏移（偏左或偏右），如有凸起、偏移需记录。单手指（示指或中指）再进入阴道内 3cm 处，转至阴道内耻骨联合下缘处 12 点方向，此处为阴道前壁，3cm 处有一横沟为尿道膀胱沟，触诊尿道膀胱沟旁耻骨联合外缘 1cm 处（1 点、11 点位置），双侧空间是否一致，此处筋膜有无粗糙、颗粒感，张力是否对称。手指置于尿道膀胱沟处嘱患者做 Valsalva 动作感受膀胱后角有无坠入阴道内，再触诊双侧耻骨直肠肌、耻尾肌、髂骨尾骨肌、肛提肌腱弓、闭孔内肌、坐骨尾骨肌、梨状肌等有无条索、压痛感，尾骨是否嵌顿、偏移。最后触诊子宫的位置：宫颈口及宫体，了解子宫体位是前倾还是后倾，前屈还是后屈位，宫颈口有无偏（左或右）或旋，均需记录。

3. 经肛门盆底肌手法检查评估　无性生活史女性或男性患者进行盆底肌评估时，垫上一次性垫巾，嘱患者侧卧位（左、右侧卧位都可，根据直肠走向最好建议患者左侧卧位），屈髋屈膝，暴露整个臀部，观察臀部周围皮肤（有无湿疹、破溃等），用安尔碘对肛周皮肤进行消毒，大棉签轻划双侧臀部骶骨 2～4 至股骨大转子之间连线处（即 $S_2～S_4$ 皮节区域），询问棉签划过的左右侧感觉是否对称。用棉签轻划过肛门，注意观察肛门有无收缩（肛门反射），如有收缩为正常。嘱患者做肛门收缩、排便动作，观察是否能完成。患者咳嗽时观察肛门有无反射性收缩。双手戴上无菌手套（以左侧卧位为例），将左手放置在股骨大转子上，给予患者本体感觉输入，右手示指或中指涂抹石蜡油滋润肛周，快速地进入盆底肌，先找到尾骨位置（V6 点），感受尾骨有无嵌顿、偏移（左或右），再把手指稍往外退出至浅层肌群，感受浅层肌群紧张、条索、压痛。快速轻触 12 点钟方向的前列腺，感知前列腺有无增大，手指移至双侧 1、11 点钟方向的闭孔内肌及肛提肌腱弓。再将手指移至髂骨尾骨肌、坐骨尾骨肌、梨状肌处按压，感知肌肉肌腱处有无条索、硬结，询问患者有无疼痛，疼痛达几分。

4. 盆底肌肌力评估　盆底肌肌力评估对盆底肌手法检查评估起着至关重要的作用，盆底肌肌力评估采用 Laycock 改良牛津肌力分级（表 2-7-1）、新 PERFECT 评估（表 2-7-2）；直肠指检时要求患者收缩、放松盆底肌以挤压和拉伸医师的手指，采用 Laycock 改良牛津肌力分级进行括约肌肌力、括约肌收缩强度和对称性、括约肌缺陷的评估。

表 2-7-1　Laycock 改良牛津肌力分级

肌力分级	收缩质量	描述	保持时间 /s（Ⅰ型肌纤维）	收缩次数 / 次（Ⅱ型肌纤维）
0 级	无收缩	检查者的手指感觉不到盆底肌收缩	0	0
1 级	肌肉颤动	检查者的手指感觉到肌肉颤动或搏动	1	1
2 级	弱收缩	肌肉力量增加但没有任何能感觉到的抬举或挤压感	2	2
3 级	中等程度收缩	以阴道后壁的抬高和检查者手指根部感觉到挤压感（耻尾肌）并伴随会阴体向内收为特征。会阴视诊通常可以看出更高级别的收缩	3	3
4 级	中等程度收缩	可以对抗阻力产生阴道后壁抬高，有会阴体内收。如果将两根手指（示指和中指）水平或垂直放入阴道并分开，4 级肌力收缩可以对抗阻力将它们挤压在一起	4	4
5 级	强有力的收缩	可以对抗强大的阻力产生阴道后壁抬高，并使示指和中指挤压在一起	5	>5

表 2-7-2 新 PERFECT 评估

评估内容	评估标准	举例
P（power）肌力	采用 Laycock 改良牛津肌力分级，评估盆底肌最大自主收缩强度 0 分：无明显肌肉收缩 1 分：检查者手指下可感觉到肌肉的颤动 2 分：肌肉力量有所增加，但感觉不到明显的抬举感 3 分：肌肉力量进一步增强，可感受到肌腹和阴道后壁的抬举感（3 级以上可观察到会阴和肛门向头部运动） 4 分：对抗阻力进行后壁的抬举 5 分：强烈的包裹感（就像一个饥饿的婴儿吮吸手指）	P=4 分 E=5 分 R=5 分 F=7 分 E=Yes C=Yes T=Yes
E（endurance）耐力	盆底肌肌力在强度降低 35% 或更多之前可以维持的最长时间	结果解释：最大自主收缩强度为 4 级；4 级肌力收缩状态可保持 5s；4 级肌力收缩保持 5s 状态可重复 5 次；4 级肌力快速收缩 - 放松可重复 7 次；收缩时有阴道后壁抬高；有下腹部肌肉的协同收缩；咳嗽时，有盆底肌的反射性收缩
R（repetition）重复收缩能力	记录盆底肌耐力的重复次数（最多 10 次），允许在每次收缩之间休息 4s	
F（fast）快速收缩能力	在短暂休息（至少 1min）后，评估盆底肌耐力快速收缩 - 放松的数量	
E（elevation）阴道后壁抬高	在进行最大自主收缩时，是否存在阴道后壁抬高	
C（co-contraction）下腹部肌肉收缩	在进行最大自主收缩时，是否有下腹部肌肉的协同收缩	
T（timing）同步收缩	咳嗽时，是否有盆底肌的反射性收缩	

（二）学生实训

学生 5 人一组，轮流由 1 人做操作，在老师指导下在盆底模型中进行模拟检查。老师进行纠错与再示范，直至检查者能独立正确完成流程。

四、适应证、禁忌证和注意事项

（一）适应证

1. 泌尿问题 压力性尿失禁、急迫性尿失禁、充溢性尿失禁，术后尿潴留，神经源性膀胱。

2. 盆腔器官脱垂 阴道前壁膨出、膀胱脱垂、子宫脱垂、阴道后壁膨出、直肠脱垂。

3. 排便问题 功能性便秘、出口梗阻型便秘、肠易激综合征、神经源直肠。

4. 疼痛问题 骶髂关节疼痛、耻骨联合区疼痛、性交痛、原发性痛经、继发性痛经、盆底痛、盆腔淤血综合征、阴部神经痛、子宫内膜异位症、术后瘢痕粘连所致疼痛。

5. 性功能障碍 性快感缺失、性高潮障碍、勃起功能障碍、早泄等。

（二）禁忌证

1. 不明原因出血、接触性出血、肛裂、急性消化道出血。

2. 肿瘤未术前、占位性病变；系统性红斑狼疮。

3. 女性月经期、剖宫产术后、顺产侧切、撕裂伤伤口未愈合者。

4. 精神异常不能配合交流者。

（三）注意事项

盆底肌手法检查需由操作者和患者共同完成，操作者与患者的一些因素均会影响盆底肌评估结果。

患者因素：患者因精神、情绪紧张，对阴道指诊恐惧、伴或不伴手术史等，抗拒医师的检查评估，严重者甚至完全不能配合操作者指诊工作。如遇此类患者，建议暂停阴道指诊，采用心理评估量表（抑郁及焦虑量表），进一步了解患者心理状况，通过呼吸放松训练、心理疏导后再进行指诊评估。

操作者因素：操作者用通俗易懂的言语提前介绍接下来的触诊及指诊评估，以及在进入阴道时或进入后按压盆底肌筋膜及肌肉时会伴随的不适感，以消除患者的紧张、不安等心理因素；在指诊过程中宜轻柔缓和，切忌暴力或用力过猛。临床中不乏紧张及不能配合的患者，如果操作者没有耐心或不能掌握力度，易加剧患者的抗拒心理。

<h2 style="text-align:center">推荐阅读文献</h2>

[1] LAYCOCK J, JERWOOD D. Pelvic floor muscle assessment: the PERFECT scheme. Physiotherapy, 2001, 87（12）: 631-642.

[2] WEISS J M. Pelvic floor myofascial trigger points: manual therapy for interstitial cystitis and the urgency-frequency syndrome. J Urol, 2001, 166（6）: 2226-2231.

（蒋惠瑜）

第八章

骨盆与脊柱评估技术与操作规范

第一节　骨盆评估技术与操作规范

骨盆作为连接人体上下躯体的传动轴杆和承接人体重力的载荷核心,在人体的动态力学传导上发挥着重要作用。近年来盆腹动力传导在盆底功能障碍性疾病发生发展中的作用开始逐渐被重视,而脊柱 - 骨盆形态在盆腹动力传导方面的作用不容忽视。研究发现,较大的骨盆入射角与会阴体下降、尿失禁以及盆腔器官脱垂等有关。因此在临床上,不能只关注盆腔局部而忽视整体形态的变化,应用脊柱 - 骨盆平衡体系研究盆底功能障碍性疾病相关问题很有必要。

一、教学目的

1. 熟悉骨盆障碍的常见类型,了解其与盆底功能障碍性疾病的关系。

2. 掌握骨盆评估的先后顺序、判定标准。

3. 掌握骨盆评估的规范化操作技术。

4. 教学学时　0.5 学时,教师示范、学员操作及教师纠错各三分之一。

二、教学准备

一次性垫巾、一次性乳胶手套、手法治疗床等物品。

三、操作规范

（一）教师示范

骨盆带复合体障碍至少存在 14 种可能性障碍,包括耻骨联合功能障碍和骶髂关节功能障碍,这些障碍可能同时出现。本节从一个全面的骨盆评估方案开始,确定骨盆障碍类型。

1. 骶髂关节功能障碍

（1）骶髂关节筛查试验:首先按照骶髂关节筛查的标准测试程序,确定骶髂关节是否为造成受试者目前症状的原因。下列 5 种试验中,若有 3 项及以上出现阳性结果,则怀疑该受试者存在骶髂关节功能障碍。

①骨盆挤压试验:受试者侧卧位,施测者于髋骨前方股骨大转子和髂骨翼之间施加向下压力后;若上方受挤压侧骶髂关节有疼痛表现,则为试验阳性。②骨盆分离试验:受试者仰卧位,施测者用两手按住其两侧髂前上棘,从两侧向外下方推;若骶髂关节处发生疼痛,则为试验阳性。③4 字试验:受试者仰卧位,施测者将受试者髋部置于屈曲、外展、外旋位,在对侧骨盆保持平衡下,向同侧膝关节施加一个向下的压力;若过程中出现骶髂关节后部疼痛,则为试验阳性。④屈髋冲压试验:受试者仰卧位,一侧下肢屈曲 90°,施测者沿股骨轴线方向施加向下的压力,确定骶髂关节是否有疼痛表现;若出现疼痛,则为试验阳性。⑤床边试验:受试者仰卧位,一侧腿屈髋屈膝靠近胸部,施测者将靠床侧腿滑向床沿之下,并逐步向下施加压力,同时

在另一侧腿上施加促使屈髋的力；若骶髂关节处出现疼痛，则为试验阳性。

（2）骶髂关节功能障碍分型：在使用以上5种试验筛查骶髂关节功能后，可以确定疼痛和功能障碍是否存在于骶髂关节内部。如果结果是肯定的，下一步要做的就是对骨盆进行评估，确定骶髂关节功能障碍的类型，可通过立位体前屈试验和坐位体前屈试验进一步确定骶髂关节功能障碍的具体类型及具体位置。①立位体前屈试验：受试者站立位，施测者在拇指指腹置于髂后上棘下方的情况下，嘱受试者伸膝向前屈曲躯干；若一侧拇指向上移动的幅度大于另一侧，提示该侧存在髂骨功能障碍或耻骨联合功能障碍。②坐位体前屈试验：受试者坐位，施测者将手置于髋骨处，拇指指腹于髂后上棘下方，嘱受试者缓慢屈曲躯干；若位于髂后上棘下一侧的拇指比另一侧移动得更多，则提示该侧存在骶骨功能障碍。

（3）髂骨功能障碍

1）髂骨旋前/旋后：髂骨常见的功能障碍类型。

髂骨旋前：立位体前屈试验阳性，阳性侧较对侧相比，该侧髂前上棘在下、髂后上棘在上、内踝（腿长）较长。

髂骨旋后：立位体前屈试验阳性，阳性侧较对侧相比，该侧髂前上棘在上，髂后上棘在下、内踝（腿长）较短。

2）髂骨上移/下移

髂骨上移：立位体前屈试验阳性侧与对侧相比，髂前上棘、髂后上棘、髂嵴和耻骨的解剖标志以及坐骨结节等解剖学标志都稍高，且该侧骶结节韧带松弛，内踝较短。

髂骨下移：立位体前屈试验阳性侧与对侧相比，髂前上棘、髂后上棘、髂嵴和耻骨的解剖标志以及坐骨结节等解剖学标志都在尾部或下方，且该侧骶结节韧带紧张，内踝较长。

3）髂骨内翻/外翻

髂骨内翻：触诊评估髂前上棘至脐距离，若立位体前屈阳性侧较对侧距离更小，则为该侧髂骨内翻。

髂骨外翻：触诊评估髂前上棘至脐距离，若立位体前屈阳性侧较对侧距离更大，则为该侧髂骨外翻。

（4）骶骨功能障碍

1）左-左向前骶骨扭转：坐位体前屈试验右侧阳性，触诊发现右侧骶骨沟较左侧更深，腰椎前屈试验两侧深浅差异变大，患者俯卧位做躯干伸展时两侧深浅差异变小，左侧内踝较短。

2）右-右向前骶骨扭转：坐位体前屈试验左侧阳性，触诊发现左侧骶骨沟较右侧更深，腰椎前屈试验两侧深浅差异变大，患者俯卧位做躯干伸展时两侧深浅差异变小，右侧内踝较短。

3）左-右向后骶骨扭转：坐位体前屈试验左侧阳性，触诊左侧骶骨沟较右侧变浅，腰椎前屈试验两侧深浅差异变小，患者俯卧位做躯干伸展时两侧深浅差异变大，左侧内踝较短。

4）右-左向后骶骨扭转：坐位体前屈试验右侧阳性，触诊右侧骶骨沟较左侧变浅，腰椎前屈试验两侧深浅差异变小，患者俯卧位做躯干伸展时两侧深浅差异变大，右侧内踝较短。

5）双侧骶骨旋前（旋转）：立位体前屈试验阴性，坐位体前屈试验双侧阳性，双侧骶骨基底向前，双侧骶骨下外侧角向后，L_5处于伸展位置，腰椎前凸增加。

6）双侧骶骨旋后（反向旋转）：立位体前屈试验阴性，坐位体前屈试验阳性，双侧骶骨基底向后，双侧骶骨下外侧角向前，L_5处于屈曲位置，腰椎前凸减少。

2. 耻骨联合功能障碍　若上述的立位体前屈试验阳性，则怀疑存在耻骨联合功能障碍。耻骨联合功能障碍主要归结为耻骨上移或耻骨下移的问题，结合骨性标志触诊可以确定。

（1）上移：立位体前屈试验阳性侧，触诊耻骨结节较对侧往上，并且腹股沟韧带处存在压痛。

（2）下移：立位体前屈试验阳性侧，触诊耻骨结节较对侧往下，并且腹股沟韧带处存在压痛。

经过全面的骨盆评估，确定骨盆障碍类型，并进行整理归纳，确定是否合并多个障碍类型，为后续治疗整理治疗思路。

（二）学生实训

学生 2 人一组，1 人做治疗师，1 人做模拟患者，跟随老师进行模仿操作。老师进行纠错与再示范，直至学生操作正确。

四、适应证、禁忌证和注意事项

（一）适应证

压力性尿失禁、盆腔器官脱垂、慢性盆腔痛、性交痛、下背痛等存在盆底功能障碍性疾病的患者。

（二）禁忌证

不明原因组织水肿、未愈合的骨折、不能配合和交流者。

（三）注意事项

1. 评估时受测者应脱去适当的衣物，尽可能暴露观察部位。

2. 评估过程中注意患者隐私，尽可能在单独的房间或者帘子里。

3. 评估过程中避免患者频繁转换体位。

推荐阅读文献

[1] 刘天航,孙秀丽. 女性脊柱 - 骨盆形态与盆底功能障碍性疾病. 中国妇产科临床杂志,2021,22（2）:198-200.

[2] BOULAY C, PRUDHOMME M, PRAT-PRADAL D, et al. Perineal descent predicted by a pelvic bone factor: the pelvic incidence angle. Dis Colon Rectum,2009,52（1）:119-126.

[3] LIU T, HOU X, XIE B, et al. Pelvic incidence: a study of a spinopelvic parameter in MRI evaluation of pelvic organ prolapse. Eur J Radiol,2020,132:109286.

（张　凯　李扬政）

第二节　脊柱评估技术与操作规范

脊柱就是人体维持和保证功能状态的空间位置，保持身体节段间、身体与环境间适当关系的外在表现。正常人脊柱有 4 个弯曲，称为生理性弯曲，即稍向前的颈曲、稍向后的胸曲、较明显向前的腰曲和较大幅度向后的骶曲，这些生理弯曲不仅可以减轻震荡、保护脏器，还有辅助维持人体重心的作用。在生活中，由于个体原因和外在因素的影响，人体需要维持身体功能，随时会对身体的位置进行调整，维持各种生理上的代偿。

一、教学目的

1. 了解人体解剖学局部结构，通过脊柱评估分析出人体肌力失衡的模式。

2. 掌握脊柱评估的操作流程、适应证、禁忌证。通过多维度对脊柱进行评估、分析。

3．教学学时　0.5学时,教师示范、学生操作及教师纠错各三分之一。

二、教学准备

准备一次性垫巾、治疗床、全身姿势镜。

三、操作规范

（一）教师示范

1．病史询问　询问受试者病史、发病时间、是否存在疼痛及疼痛部位、疼痛评分等。

2．操作前介绍　操作前向受试者简单介绍评估目的、操作步骤。

3．脊柱视诊

（1）受试者站立位,从后部观察耳垂是否等高,从前面观察头部的位置是否使得鼻位于中线,与胸骨柄及剑突连成一线,或是偏离中线;从后面观察哪一侧耳或面颊较另外一侧露出较大的范围,也可从正面观察、判断颈椎是否有旋转的情况;从侧面观察颈椎,颈椎前凸弧度是否过大或平坦;从正面和后面观察两边肩膀高度是否相同。

（2）观察上肢的位置,并且比较上肢和躯干两者之间形成的空间;通过肩胛骨内侧缘与棘突的相对距离,判断肩胛骨是否内收或外展。

（3）从前方、后方和侧面观察胸廓的位置,以及其和头部及骨盆的相对关系;从侧面观察胸椎曲度变化;侧面观察腰椎曲度变化;从侧面和前面观察整个脊柱。

4．脊柱触诊

（1）受试者站立位,通过触诊评估颈椎排列,用身体彩绘笔标记触诊颈椎的棘突。

（2）通过触诊评估胸椎排列,用身体彩绘笔标记触诊胸椎的棘突。

（3）通过触诊评估腰椎排列,用身体彩绘笔标记触诊腰椎的棘突。

5．特殊检查

（1）椎体间屈曲活动度试验:受试者坐于凳子或低矮桌子上,头部和颈部保持中立位;站立在受试者侧面检查颈椎后侧的运动;检查者一手放置在受试者前额以支撑受试者头部,将另一手的中指放置在 C_2、C_3 棘突间隙;屈曲受试者头部和颈部直至检查者的中指感觉到触诊处棘突间的活动;注意棘突间隙的张开;可以轻度伸展颈部以得到更好的张开和合拢感觉;轻轻增加屈曲程度对下一个节段触诊,依次向尾侧方向进行同样的触诊。

（2）椎体间侧屈活动度试验:受试者坐于凳子或低矮桌子上,头部和颈部保持中立位;站立在受试者侧面检查颈椎的侧屈运动;将一手放置在受试者颅骨顶部以支撑受试者的头部;将另一手的中指放置在评估侧的小关节上;开始检查时将中指放置在 C_2、C_3 小关节上;受试者头部和颈部向评估侧侧屈,直到触诊处有活动的感觉;注意小关节的合拢;可以轻度向对侧方向侧屈颈部以得到更好的张开和合拢感觉;轻轻增加侧屈程度以触诊下一个节段,继续向尾侧方向做同样的触诊。

（3）椎体间旋转活动度试验:受试者坐于凳子或低矮桌子上,头部和颈部维持中立位;检查者站立在受试者侧面观察颈椎后方的运动;将一手放置在受试者额部以支撑受试者头部;将另一手的中指放置在 C_2 棘突旁;旋转受试者头部和颈部以远离放置手指侧,直到感觉到触诊处棘突挤压向手指;轻轻增加旋转程度以触诊下一个节段,继续向尾侧方向做同样的触诊。

（4）胸椎运动:上胸椎活动度检查可以使用颈椎的检查方法。在受试者完成颈椎各方向的活动度检查后,要求受试者继续进行更大程度的屈曲、伸展、侧屈和旋转运动,直到感觉到运动传至中胸椎。检查中胸椎时可以让受试者坐位；检查者手臂环绕过受试者交叉的双上肢，并抓住受试者对侧肩关节。手部触诊放置位置与颈椎触诊放置方法相同。下胸椎评估同腰椎检查。评估腰椎时，在尾侧方向将骨盆和下肢进行更大范围的运动直至感觉到下腰椎有活动。

6. 放射学评定　对怀疑有脊柱侧弯的受试者，应建议做 X 线检查（妊娠女性除外）。拍摄直立位从第一胸椎到第一骶椎的正、侧位片，在 X 线片上测量脊柱侧弯的角度。

（二）学生实训

学生 2 人一组，1 人做治疗师，1 人做受试者，模仿老师操作。老师进行纠错与再示范，直至学生操作正确。

四、适应证、禁忌证和注意事项

（一）适应证

1. 先天性异常　如先天髋关节脱位等。

2. 后天性异常　如维生素 D 严重缺乏引起的佝偻病、特发性脊柱侧弯、强直性脊柱炎、腰椎间盘突出症、脊柱压缩性骨折后等。

（二）禁忌证

无绝对禁忌证；但不能独自站立者可能会影响评定结果。

（三）注意事项

1. 评估者应熟悉正常脊柱的四个生理性弯曲和人体的标准姿势。

2. 评估时，评估室应保持安静、光线明亮、室温适宜。

3. 受试者脱去鞋袜，在征得被测试者同意后，尽量裸露身体。

4. 评估女性受试者时须有女医护人员或女家属在场。

推荐阅读文献

[1]　李建华. 盆底功能障碍性疾病诊治与康复：康复分册. 杭州：浙江大学出版社，2018.

[2]　BARI M Z J, PATWARY I, HUSSAIN D, et al. Association of COPD with osteoporosis in male smokers: a case control study in a tertiary medical college hospital in Bangladesh. J Back Musculoskelet Rehabil, 2020, 33（1）：119-125.

[3]　詹姆斯·埃尔斯，托马斯·梅尔斯. 筋膜释放技术—身体结构平衡调整. 瓮长水，张丹玥，译. 北京：北京科学技术出版社，2018.

[4]　RIGO M. Patient evaluation in idiopathic scoliosis: radiographic assessment, trunk deformity and back asymmetry. Physiother Theory Pract, 2011, 27（1）：7-25.

（胡金娜　李扬政）

第九章

躯干肌筋膜评估技术与操作规范

1925 年谢尔顿提出了"运动单元"，它的组成是"α 运动神经元和神经突触，以及该神经支配的肌纤维"，这是盆底治疗的基础概念。治疗师针对盆底局部紧张的肌肉或支配该肌肉的神经进行松解，有时临床效果并不尽如人意，这是因为对运动单元的研究缺失了很重要的部分——筋膜。筋膜和肌肉是不可分割的连续解剖结构，并且具有筋膜延伸性（是指以骨骼肌或肌腱为起点，附着于腱膜性筋膜的连接）。研究发现，几乎所有的盆底肌都有筋膜止点。Luigi Stecco（1990 年）认为，在运动中，这种延伸性可使远端肌外膜伸展。Huijing 等（2005 年）证明 30%～40% 的肌力不是沿着肌腱传递，而是沿着肌肉周围的筋膜组织传递。在筋膜解剖上，腹部肌群、臀部肌群和盆底肌群是连续的整体，这意味着腹部或臀部肌肉收缩时盆底肌会受到力学牵拉而被激活，当患者有剖宫产术、痔疮手术等手术史及腰椎间盘突出和腰肌劳损等躯干病史时，力学正常传递异常，盆底激活受到抑制，这可能是打喷嚏漏尿的主要原因，所以对于漏尿、脱垂等问题，只治疗盆底局部肌群效果有限，需要结合躯干筋膜进行整体治疗才会有良好的效果。

一、教学目的

1. 了解盆底与躯干筋膜的解剖结构，熟悉筋膜治疗的注意事项、检查流程、适应证及操作要点等。

2. 通过学习正确评估方法，能理解躯干筋膜对盆底疾病的重要性，找到真正需要治疗的筋膜结构。

3. 能熟练填写筋膜评估量表，掌握数据的临床指导意义。

4. 教学学时　教师示范及讲解盆底和躯干筋膜评估原理、注意事项及操作要点（0.5 学时），治疗师模拟操作及教师纠错（0.5 学时）。

二、教学准备

按单位条件准备妇科治疗床、一次性中单、一次性无菌手套。

三、操作规范

（一）教师示范

1. 治疗师与患者沟通操作步骤，舒缓患者的紧张情绪。

2. 问诊　采集患者病史信息，询问主诉、伴随症状、症状模式，特别询问腰、腹、臀、腿是否有瘢痕，如微创手术瘢痕（腹腔镜）、开放性手术瘢痕、外伤性手术、非手术瘢痕等，月经史、婚育史以及各器官及呼吸、消化、循环、泌尿等各系统病史（表 2-9-1）。

表 2-9-1　病史采集表

姓名：	性别：	出生年月：	民族：
主诉：			
现病史：			
既往史：			
手术及外伤史			
消化系统及呼吸系统			
循环系统及泌尿系统			
内分泌系统			
皮肤免疫系统			
感官及神经系统			
其他			
月经婚育史：			
职业、生活习惯及运动：			

3. 相关筋膜点定位　与盆底筋膜直接相连共有三处解剖区域,即腹部、臀部、腿部区域。

(1) 相关腹部筋膜结构(图 2-9-1)

①腹白线两侧,定位:前腹壁正中线旁开一指,肚脐至耻骨联合之间;②腹直肌鞘,定位:双侧腹直肌外侧缘,耻骨结节上方;③腹外斜肌浮肋肌纤维起点处,定位:第十一肋尖和第十二肋尖之间。

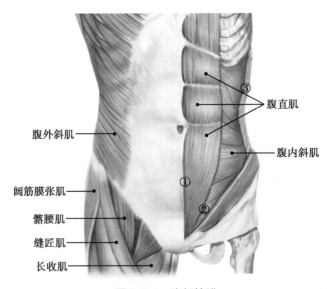

图 2-9-1　腹部筋膜

(2) 相关臀部筋膜结构(图 2-9-2)

①骶三角区,定位:双侧髂后上棘和尾骨尖,三点连线的三角区;②骶骨外侧缘,定位:髂后上棘与骶尾关节连线的中点;③臀中肌高点,定位:髂嵴高点的下方,臀中肌上。

(3) 相关腿部筋膜结构(图 2-9-3)

①内收肌起点,定位:耻骨降支,耻骨结节的下方;②股直肌起点周围,定位:平大转子,阔筋膜张肌前侧缘;③股三角顶点,定位:缝匠肌与长收肌交界处,缝匠肌的内侧缘。

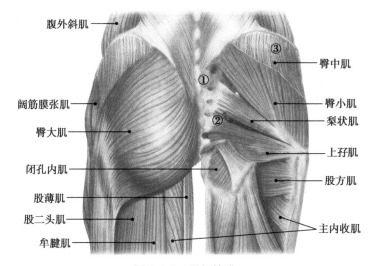

图 2-9-2 臀部筋膜

腹外斜肌
阔筋膜张肌
臀大肌
闭孔内肌
股薄肌
股二头肌
牟腱肌

③ 臀中肌
臀小肌
梨状肌
上孖肌
股方肌
主内收肌

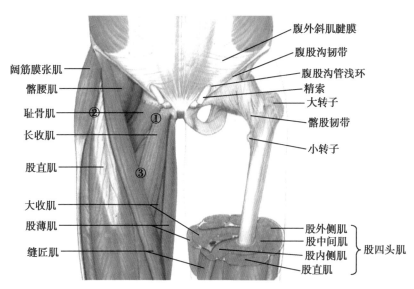

图 2-9-3 腿部筋膜

阔筋膜张肌
髂腰肌
耻骨肌
长收肌
股直肌
大收肌
股薄肌
缝匠肌

腹外斜肌腱膜
腹股沟韧带
腹股沟管浅环
精索
大转子
髂股韧带
小转子

股外侧肌
股中间肌
股内侧肌
股直肌

股四头肌

4. **代偿模式假设** 分析病史与主诉之间的联系，根据症状模式寻找代偿方向，如：患者 1 主诉漏尿，模式为打喷嚏漏尿，有剖宫产术史，可判断由腹部筋膜张力异常导致盆底激活不足；患者 2 主诉漏尿，模式为跳绳后漏尿，有髋关节盂唇损伤史，可判断由腿部张力异常导致盆底激活不足。

5. **触诊评分标准** 评估标准由两部分组成。①治疗师触诊异常判定：深筋膜滑动性、软组织僵硬程度和是否触摸结节，分轻度（一种异常）、中度（两种异常）、重度（三种异常）。②患者自身疼痛感受：运用视觉模拟评分法（VAS）（图 2-9-4）；患者 VAS 评分 5～6 分并伴随轻度触诊异常为一星（*），7～8 分并伴随中度触诊异常为二星（**），9～10 分并伴随重度触诊异常为三星（***）。

6. **筋膜点触诊评估** 用示指、中指和无名指指腹轻触并滑动相关筋膜点。

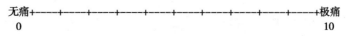

图 2-9-4　视觉模拟评分法（VAS）

0cm：0 分，无痛，无任何疼痛感觉；1～3cm：1～3 分，轻度疼痛，不影响工作，生活；4～6cm：4～6 分，中度疼痛，影响工作，不影响生活；7～10cm：7～10 分，重度疼痛，疼痛剧烈，影响工作及生活。

（1）腹部区域取 3 个点评估：平卧位。①腹白线，肚脐与耻骨联合连线中点；②腹直肌鞘末端，耻骨结节上方；③第十一肋尖。

（2）臀部区域取 3 个点评估：俯卧位。①骶骨上 1/2，髂后上棘内侧；②髂后上棘外侧缘；③髂嵴高点的下方，臀中肌上。

（3）腿部区域取 3 个点评估：平卧位。①耻骨降支，耻骨结节的下方；②平大转子，阔筋膜张肌前侧缘；③缝匠肌与长收肌交界处，缝匠肌的内侧缘。

7. 数据记录　填写评估量表，记录以下内容：①主诉，包括症状、发病时间、是否疼痛（VAS 评分）、疼痛或症状模式、疼痛是否持续或间歇、既往史等；②伴随症状及模式；③瘢痕史，包括瘢痕原因、瘢痕位置、时间、后期康复情况等；④上述筋膜点位置及评分星数，统计并标注 3～4 个星数最高的筋膜点。

（二）学生实训

学生 2 人一组，1 人做患者，1 人做治疗师模仿老师操作。老师进行纠错与再示范，直至学生操作正确。

四、适应证、禁忌证和注意事项

（一）适应证

1. 痛经（原发性痛经、继发于子宫腺肌病或卵巢子宫内膜异位囊肿的痛经、不明原因痛经）、功能性闭经、月经量过多或过少。

2. 尿失禁、尿频、尿急、尿不尽、盆腔器官脱垂等。

3. 习惯性流产、慢性盆腔痛、性交痛、反复阴道炎等。

4. 瘢痕异常增生、产后腹直肌分离、形体及姿态异常（骨盆前倾、后倾、侧倾、旋转等）、便秘、尿潴留、痔疮等。

5. 非感染引起的疼痛（产后腰背痛、耻骨痛、尾骨痛、骶髂关节炎、腹股沟痛、膝盖痛、脚跟痛）、胸腰筋膜炎。

（二）禁忌证

1. 严重凝血功能障碍。

2. 严重免疫功能低下。

3. 下肢动脉硬化闭塞症。

4. 急性感染期。

5. 孕妇。

6. 发热、急性传染病、结缔组织病、严重的血液病。

（三）注意事项

1. 触诊局部 48 小时内可能出现无菌性炎症、水肿。

2. 部分患者 72 小时内出现原始症状加重或伴随症状加重。

3. 局部 72 小时内有触痛感或温热感。

4. 可能引起短暂发热、倦怠、疲劳、嗜睡等。

推荐阅读文献

[1] 朱莉·安·戴. Stecco 筋膜手法临床实践. 王小榕，译. 北京：人民卫生出版社，2021.

[2] STECCO L，STECCO C. Fascial manipulation for internal dysfunctions. Padua：Piccin，2016.

（王小榕）

第十章

盆底运动学评估技术与操作规范

盆底支持系统包括骨盆、盆底肌和盆底结缔组织。完整的盆底功能是在三者的密切配合下完成的，如将盆腔脏器固定在正常的解剖位置且使其收放自如，定期选择性打开尿道、阴道或肛门，完成储尿、储便、性交、排尿和排便等多项生理功能。此外，盆底作为人体的一个重要结构，还参与保持直立姿势、行走、呼吸、弯腰等活动。

一、教学目的

1. 了解人体解剖学局部结构，通过运动学评估分析整体生物力学、肌动力学对盆底功能的影响。

2. 掌握运动学评估的操作流程、适应证、禁忌证。多维度对整体进行评估、分析。

3. 教学学时　0.5学时，教师示范、学生模拟操作及教师纠错各三分之一。

二、教学准备

准备治疗床、模特、全身姿势镜、身体彩绘笔、清洁湿巾、体态评估表、骨架模型。

三、操作规范

姿势评估前，患者需尽可能着紧身衣或者运动内衣和运动裤，提前与患者解释评估的具体操作细节，让患者在操作时不会感到突然或者尴尬。

（一）教师示范

1. 准备工作

（1）询问受试者基本信息，包括职业、运动爱好、病史、发病时间、是否存在疼痛、疼痛部位、疼痛VAS评分等。

（2）操作前向受试者简单介绍评估目的、操作步骤。

2. 呼吸评估　常用评估姿势包括坐位或站位、仰卧位、俯卧位及功能位。主观评估时注意观察呼吸是从腹部开始还是从胸开始（正常应从腹部开始）。吸气时，胸廓是否横径增宽，最常见的错误呼吸模式就是胸廓往上或往头侧移动，或是斜角肌与上斜方肌将上方几节肋骨往上拉，用以代偿无力或者受到抑制的横膈肌。

3. 姿势评估　受试者站立位，从背面观开始。

（1）背面观姿势评估

观察内容：双侧耳垂位置是否等高，头部和颈部是否侧偏；颈椎是否有旋转，颈椎排列是否正直；双侧肩膀是否等高，双肩是否存在肌肉体积上的差异；双侧肩胛骨是否对称，有无肩胛骨的前伸和后缩，有无肩胛骨的旋转，有无翼状肩胛；胸椎是否笔直，有无脊柱侧弯；胸廓的位置，与受试者的头部和骨盆位置关系；双上肢的位置，比较两侧上肢与身体的空隙是否大小一致；腰椎是否笔直，有无脊柱侧弯；骨盆是否倾斜，是否有侧移，两边的髂后上棘是否在同一水平,骨盆是否有旋转;两边的臀横纹是否在同一水平,双侧大腿体积是否一致;有无膝内翻和膝外翻,膝关节后侧腘横纹是否在同一水平;双侧小腿体积是否一致;双侧跟腱和跟骨的位置,双侧跟腱是笔直的、向外凸的还是向内凹的;最后,观察受试者下意识如何摆放脚的位置,是外翻还是内翻状态。

（2）侧面观姿势评估

观察内容:头部是否位于胸椎上方,是否存在头前倾或者下颌前突;颈胸交界处是否存在局部软组织增生,或是否有隆起;肩部与头部关系如何,是否与耳处于同一条线上,是否有肩部前伸现象;胸椎生理曲线是否过大或者趋于扁平;腹部是平坦还是突出;骨盆是否有前倾、前移、后倾;左右两侧下肢肌肉是否对称;观察膝关节是否屈曲,还是过伸。观察脚踝是否处于中立位。观察足弓是否为高足弓或者扁平足。

（3）正面观姿势评估

观察内容:头部是否处于正中位,鼻子是否位于胸骨柄和剑突之间的中垂线上,是否有旋转;颈部、胸部和肩部的肌肉是否一侧比另一侧更为突出;双侧锁骨的角度和轮廓是否正常;受试者肩部是否等高,三角肌轮廓是否左右对称;双上肢是否对称,双侧肱骨头是否存在内旋;胸椎是否存在移位,胸腔是否位于骨盆的正上方,胸腔是否出现旋转或转向一侧倾斜的情况;肚脐的位置是否在胸骨和耻骨联合的中位线上;骨盆是否存在侧倾,双侧髂前上棘是否等高,骨盆是否存在旋转;双侧大腿肌肉体积及张力是否存在差异;双侧髌骨是否等高,是否存在膝内翻或膝外翻,膝关节是否存在旋转;双侧脚踝内外踝是否等高,是否存在高足弓或者扁平足;受试者站立时脚的摆放位置与中垂线是否等距,站立时双腿承重是否平衡。

（二）学生实训

学生 2 人一组,1 人做治疗师,1 人做受试者,模仿老师操作。老师进行纠错与再示范,直至学生操作正确。

四、适应证、禁忌证和注意事项

（一）适应证

适应证广泛,凡与盆底相关,需要提高生物力学、肌动力学,都在运动学评估范畴。

（二）禁忌证

无绝对禁忌证,但不能独自站立者可能会影响评定结果。

（三）注意事项

1. 评估者应熟悉正常脊柱的四个生理性弯曲和人体的标准姿势。
2. 评估时,评估室应保持安静,光线明亮,室温适宜。
3. 受试者脱去鞋袜,在征得其同意后,尽量裸露身体。
4. 评估女性受试者时须有女医护人员或女家属在场。

推荐阅读文献

[1] JOHNSON J. Posture assessment. England: Human Kinetics,2017.

[2] OSAR E. The psoas solution: the practitioner's guide to rehabilitation, corrective exercise, and training for improved function. England: North Adantic Booke,2017.

（杨宽女）

第十一章

盆底神经电生理检查技术与操作规范

第一节　盆底针极肌电检查

　　盆底针极肌电检查是对盆底肌和括约肌的肌电图检查。耻骨直肠肌肌电图临床应用主要是判定出口梗阻型便秘患者耻骨直肠肌是否存在肌肉反常收缩；尿道外括约肌肌电图主要用于判定尿失禁及尿潴留患者肌肉是否存在神经源性损害；肛门外括约肌肌电图可帮助临床定位骶段神经根病变以及原发性帕金森病与帕金森叠加综合征的早期鉴别等。

一、教学目的

　　1. 了解常规盆底肌(耻骨直肠肌、肛门外括约肌、尿道外括约肌)的解剖位置、盆底针极肌电检测的原理，熟悉针极肌电检测的适应证、禁忌证、操作方法、检查流程及肌电图诱发电位仪的特性和日常维护。

　　2. 掌握常见盆底针极肌电检测的操作步骤，正确连接导联线，教会患者正常完成肛门放松、缩肛和用力排便的动作及尿道憋尿和用力排尿动作。

　　3. 掌握盆底针极肌电报告的解读，掌握各数据的临床意义。

　　4. 教学学时　0.5 学时，教师示范、学生模拟操作及教师纠错各三分之一。

二、教学准备

　　按单位条件准备一台肌电图诱发电位仪(配备相应针电极、表面电极、导联线)；70mm 一次性同芯针电极、表面电极、马鞍刺激器、一次性妇科垫巾。

三、操作规范

(一)教师示范

　　1. 准备工作　操作前向患者简单介绍操作步骤，舒缓紧张情绪。开机，连接地线、一次性同芯针导联，打开盆底肌电图软件。

　　2. 体位与消毒　指导患者取正确体位：左侧卧位，屈膝屈髋90°。用碘酒或酒精消毒肛周皮肤。

　　3. 选择盆底肌

　　(1) 耻骨直肠肌：患者左侧卧位，检查者右手持针电极，肛门口旁开 1.5cm(3 点方向)进针，进针角度偏肛管方向 30°～45°，进针深度 5.5～6.5cm，可嘱患者做放松、收缩动作，并不断调整针尖位置至获得肌肉清脆的肌电图仪器反馈声音。

　　(2) 肛门外括约肌浅部：检查前嘱患者排空，左侧卧位，屈髋屈膝，分开双臀，肛门外括约肌浅部位于肛门皮下呈环状，皮肤黏膜交界处进针，进针深度 0.5～1.0cm，逐渐调整针尖位置，直至出现持续性张力性电活动。

（3）肛门外括约肌深部：患者左侧卧位，旁开肛管口 1.5cm，平行肛管方向进针，进针深度 3.5～5.5cm，嘱患者分别进行放松、缩肛动作，不断调整针尖位置。

（4）尿道外括约肌（女性）：外尿道口旁开 5mm 进针，嘱患者憋尿、放松动作，不断调整针尖位置。

（5）尿道外括约肌（男性）：于球海绵体肌至肛门连线中点处进针。刺入尿道外括约肌的标志是进针时有阻力感，机器屏幕出现肌电活动。

4. 肌电图观察　针对耻骨直肠肌、肛门外括约肌检查，检查者在静息状态观察上述肌肉是否存在自发电位，同时嘱患者分别进行放松、缩肛、用力排便动作，记录所检肌肉的肌电活动，如运动单位电位（MUP）的平均时限、波幅、多相波百分比和大力收缩的募集电位（观察波幅和转折）。检查过程中需判断用力排便相是否存在反常收缩、缩肛相是否存在收缩力弱，并通过转折-波幅分析判断肌肉反常收缩的程度。

针对尿道外括约肌检查，静息状态观察尿道外括约肌是否存在自发电位，同时嘱患者分别行放松、憋尿及用力排尿动作，记录尿道外括约肌电活动，如 MUP 平均时限、波幅、多相波百分比和大力收缩的募集电位（观察波幅和转折）。

（二）学生实训

学生 2 人一组，1 人操作仪器，1 人盆底模型进行针刺操作。老师进行纠错与再示范，直至学生能独立正确完成流程。

四、适应证、禁忌证和注意事项

（一）适应证

1. 慢性便秘。

2. 大便失禁。

3. 肛门痛。

4. 各种原因引发的尿失禁和排尿困难。

5. 盆底功能障碍。

6. 生物反馈或磁刺激治疗、肉毒毒素药物治疗前后疗效评价。

（二）禁忌证

1. 血友病、血小板减少致明显出血倾向者或出凝血时间不正常者。

2. 安装起搏器患者或有瓣膜病的患者，避免针电极应用后出现一过性菌血症导致心内膜炎。

3. 空腹。

4. 合并肛周或尿道局部周围感染者。

5. 严重冠心病患者。

（三）注意事项

1. 一次性同芯针电极。

2. 每位患者检测后，使用酒精消毒导联线。

3. 检查时，每个动作之间需给予患者充分的时间休息。

推荐阅读文献

[1] 邱峰，刘建国，李丽萍，等. 肛门和尿道括约肌肌电图对多系统萎缩的诊断价值. 中华医学杂志，2013，93（25）：1958-1961.

[2] 余苏萍，丁义江，王业皇. 盆底肌电图和排粪造影检查在诊断耻骨直肠肌综合征中的价值. 中国肛肠病杂志，2000，20（1）：8-9.

（蒋　红）

第二节　阴部体感诱发电位检查

阴部体感诱发电位（pudendal somatosensory evoked potentia，PSEP）指神经冲动从阴茎/阴蒂刺激点到大脑皮质的时间、形态特征、峰潜伏期时间、周围和中枢传导时间的测定。临床主要用于评估阴茎和阴蒂传入感觉是否存在障碍。不同刺激位置（耻骨联合与阴茎、阴蒂）可以帮助临床病变部位的定位。男性患者通过阴茎头躯体感觉诱发电位（GPSEP）和阴茎背神经躯体感觉诱发电位（DNSEP）检测可以帮助鉴别早泄类型，为临床对症治疗提供依据。

一、教学目的

1．了解阴部体感诱发电位的检测原理，熟悉阴部体感诱发电位检测的适应证、禁忌证、操作方法、检查流程及肌电图诱发电位仪的特性和日常维护。

2．掌握常见阴部体感诱发电位的操作步骤，正确连接导联线，正确放置记录电极、参考电极及针电极。

3．掌握阴部体感诱发电位报告的解读，掌握各数据的临床意义。

4．教学学时　0.5学时，教师示范、学生模拟操作及教师纠错各三分之一。

二、教学准备

按单位条件准备一台肌电图诱发电位仪（配备相应针灸针电极或皮层针电极、导联线、地线）。一次性针灸针电极（0.25mm×13mm）、地线、双极导联线、马鞍刺激器。

三、操作规范

（一）教师示范

1．操作前向患者简单介绍操作步骤，舒缓紧张情绪。

2．开机，打开阴部神经诱发电位软件。

3．指导患者取正确体位（仰卧位）。

4．用碘酒或酒精消毒皮层皮肤，针灸针放置记录电极（Cz点后2cm）和参考电极（Fpz）。

5．马鞍刺激器分别放置在不同位置，获取不同位置的阴部体感诱发电位数值。女性：耻骨联合/左右侧阴蒂。男性：耻骨联合/阴茎头/阴茎体。

6．马鞍刺激位置进行局部酒精消毒，给于一定的电刺激量，先测试感觉阈，从0mA逐渐增加刺激量，记录患者感觉阈。

7．刺激强度为感觉阈的3倍，叠加至波形稳定，测定P41波潜伏期及波幅。

8．做好解释，给予电刺激，患者会有疼痛不适感是正常的。

9．检查期间需注意保护患者隐私。

10．正确分析数据，能了解各数据的正常值，读懂报告。

11．检查结束，拔掉头部皮层电极，取下地线和马鞍刺激器。

（二）学生实训

学生2人一组，1人操作仪器，1人用盆底模型进行针刺操作。老师进行纠错与再示范，直至学生能独立正确完成流程。

四、适应证、禁忌证和注意事项

（一）适应证

1. 慢性便秘。

2. 大便失禁。

3. 肛门痛。

4. 各种原因引发的尿失禁和排尿困难。

5. 盆底功能障碍。

6. 脊髓损伤。

7. 马尾神经损伤。

（二）禁忌证

合并尿道局部周围感染者。

（三）注意事项

1. 检查前注意保持头皮清洁。

2. 检查结束，注意马鞍刺激器的消毒，避免交叉感染。

推荐阅读文献

[1] HALDEMANN S. Pudendal evoked responses. Arch neurol，1982，39：280-283.

[2] XIA J D, JIANG H S, ZHU L L, et al. Somatosensory evoked potentials assess the efficacy of circumcision for premature ejaculation. Int J Impot Res，2016，28（4）：127-132.

（蒋 红）

第三节 阴部神经皮肤交感反应检查

皮肤交感反应（sympathetic skin reflex，SSR）是一种因刺激而产生的皮肤电能效应，其传出路径包括节前和节后交感汗腺纤维，传出的自主神经纤维紊乱及外围效应器异常均可导致SSR异常。阴茎皮肤交感反应（perineal sympathetic skin reflex，PSSR）是皮肤交感反应的一种，PSSR可以反映出阴茎/阴蒂/肛门区域特异性交感神经活动的变化。临床可用于原发性早泄、前列腺癌术后尿失禁外周段小纤维神经的病损定位、便秘患者的盆底交感神经系统的评估等，帮助临床评估盆底外周神经及交感神经的状态，为进一步治疗提供客观依据。

一、教学目的

1. 了解阴部神经皮肤交感反应的检测原理，熟悉阴部神经皮肤交感反应的适应证、禁忌证、操作方法、检查流程及肌电图诱发电位仪的特性和日常维护。

2. 掌握常见阴部神经皮肤交感反应的操作步骤，正确连接导联线，正确放置记录电极、参考电极及刺激电极。

3．掌握阴部皮肤交感反应报告的解读，掌握各数据的临床意义。

4．教学学时　0.5学时，教师示范、学生模拟操作及教师纠错各三分之一。

二、教学准备

按单位条件准备一台肌电图诱发电位仪（配备相应表面电极、导联线、地线）、表面电极、地线、双极导联线、马鞍刺激器。

三、操作规范

（一）教师示范

1．操作前向患者简单介绍操作步骤，舒缓紧张情绪。

2．开机，打开阴部神经交感反应软件。

3．指导患者取正确体位：仰卧位。

4．用碘酒或酒精消毒皮肤，放置记录电极和参考电极。

5．分别放置在不同位置，获取不同位置的PSSR数值。以记录电极位置命名PSSR名称。不同PSSR的记录电极和参考电极在不同位置，男性与女性有差异。女性：大阴唇SSR（记录电极：右侧大阴唇；参考电极至对侧）；男性：阴茎背SSR（记录电极：阴茎根部；参考电极：旁开2cm龟头部）；肛门SSR男女记录与参考位置相同（记录电极：右侧肛周皮肤；参考电极：对侧）。

6．所有SSR刺激位置统一为右侧上肢正中神经腕部，马鞍电极刺激，局部酒精消毒，给予固定电量20mA刺激，如果20mA刺激波形缺失，改40mA刺激，刺激3次，每次间隔超过90秒，取平均值。

7．向患者做好解释，给予电刺激，有疼痛不适感是正常的。

8．检查期间需注意保护患者隐私。

9．正确分析数据，能了解各数据的正常值，读懂报告。

10．检查结束，取下表面电极、地线和马鞍刺激器；同时消毒表面电极和马鞍刺激器。

（二）学生实训

学生2人一组，1人操作仪器，1人盆底模型进行针刺操作。老师进行纠错与再示范，直至学生能独立正确完成流程。

四、适应证、禁忌证和注意事项

（一）适应证

1．慢性便秘。

2．大便失禁。

3．肛门痛。

4．各种原因引发的尿失禁和排尿困难。

5．盆底功能障碍。

6．脊髓损伤。

7．马尾神经损伤。

（二）禁忌证

合并肛周或尿道局部周围感染者。

（三）注意事项

1. 检查前跟患者沟通，消除焦虑情绪。
2. 检查结束，注意马鞍刺激器、表面电极的消毒，避免交叉感染。

推荐阅读文献

[1] MASEROLI E，CORONA G，RASTRELLI G，et al. Prevalence of endocrine and metabolic disorders in subjects with erectile dysfunction：a comparative study. J Sex Med，2015，12（4）：956-965.

[2] XIA J D，HAN Y F，ZHOU L H，et al. Sympathetic skin response in patients with primary premature ejaculation. Int J Impot Res，2014，26（1）：31-34.

（蒋　红）

第四节　球海绵体反射检查

球海绵体反射（bulbocavernosus reflex，BCR）是一项敏感性高、特异性强的检测技术，对临床诊断与鉴别诊断有重要作用，是临床神经系统定位诊断、定性诊断的一个重要补充。BCR的产生是通过刺激阴茎背神经/阴蒂神经，冲动经骶髓引起球海绵体肌收缩，反映骶髓反射弧的传入和传出通路，可以客观反映骶髓反射弧的功能，临床应用于评价勃起功能障碍的可能病因，可对马尾综合征的骶髓通路进行评价，脊髓损害、腰椎间盘狭窄和突出、糖尿病等引起的亚临床型神经性勃起功能障碍，以及急性创伤性病变，如尿道、骨盆、骶部损害。

一、教学目的

1. 了解球海绵体反射的检测原理，熟悉海绵体反射的适应证、禁忌证、操作方法、检查流程及肌电图诱发电位仪的特性和日常维护。
2. 掌握球海绵体反射的操作步骤，正确连接导联线，正确放置针电极和刺激位置。
3. 掌握海绵体反射报告的解读，掌握各数据的临床意义。
4. 教学学时　0.5学时，教师示范、学生模拟操作及教师纠错各三分之一。

二、教学准备

按单位条件准备一台肌电图诱发电位仪（配备相应针灸针电极或皮层针电极、导联线、地线）。一次性同芯针电极、地线、双极导联线、马鞍刺激器。

三、操作规范

（一）教师示范

1. 操作前向患者简单介绍操作步骤，舒缓紧张情绪。
2. 开机，打开球海绵体反射软件。
3. 指导患者取正确体位，即仰卧位。
4. 用碘酒或酒精消毒皮肤，放置地线和一次性同芯针电极。
5. 感觉阈测定　男性患者：清洁患者龟头，将马鞍刺激器置于龟头两侧，将矩形电流脉冲持续时间调整为0.04毫秒，频率为3Hz，从0mA开始逐渐增加电流强度，直至患者能感知龟头部轻微针刺样刺激,记录刺激量大小。重复 3 次取平均值,获得感觉阈。女性患者:清洁阴蒂旁皮肤,将马鞍刺激器置于阴蒂一侧,感觉阈获得的刺激方法同男性。

6. 男性患者,嘱患者自己上推阴囊,同芯针电极插入左右侧球海绵体肌,马鞍刺激器或环状电极(阳极和阴极分别置于阴茎根部和冠状沟)刺激阴茎背神经,刺激强度为刺激阈值的 7 倍。女性患者,嘱患者自行推开两侧大小阴唇,充分暴露阴道口,碘伏消毒阴道内括约肌,将一次性同芯针刺入双侧阴道括约肌,马鞍刺激电极置于同侧阴蒂旁皮肤。刺激方法同男性。测量球海绵体反射阈值及起始潜伏期。

7. 向患者做好解释,给予电刺激,有疼痛不适感是正常的。

8. 检查期间需注意保护患者隐私。

9. 正确分析数据,能了解各数据的正常值,读懂报告。

10. 检查结束,取下针电极、地线和马鞍刺激器。

（二）学生实训

学生 2 人一组,1 人操作仪器,1 人盆底模型进行针刺操作。老师进行纠错与再示范,直至学生能独立正确完成流程。

四、适应证、禁忌证和注意事项

（一）适应证

1. 慢性便秘。

2. 大便失禁。

3. 肛门痛。

4. 各种原因引发的尿失禁和排尿困难。

5. 盆底功能障碍。

6. 脊髓损伤。

7. 马尾神经损伤。

（二）禁忌证

1. 血友病、血小板减少致明显出血倾向者或出凝血时间不正常者。

2. 安装起搏器患者或有瓣膜病的患者。

3. 合并肛周或尿道局部周围感染者。

4. 严重冠心病患者。

（三）注意事项

1. 针刺后,注意止血,防止血肿。

2. 检查结束,注意马鞍刺激器的消毒,避免交叉感染。

推荐阅读文献

[1] 李佩华,吴常德,马忠泰,等. 电生理 BCR、ICR、PEP 检查对马尾综合征的诊断和预后的临床意义. 中华骨科杂志,1999(2),19:99-102.

[2] 邵蓓,倪佩琦,王汛,等. 海绵体肌反射在神经系统病变定位诊断中的应用. 中国神经科学杂志,2003,19(2):102-104.

[3] NIU X T, SHAO B, NI P Q, et al. Bulbocavernosus reflex and pudendal nerve somatosensory-evoked potentials responses in female patients with nerve system diseases. J Clinical Neurophysiology, 2010, 27(3): 207-211.

[4] PIERRE L S, JEAN P L, FREDERIQUE C T, et al. Balbocavernosus reflex: its validity as a diagnostic test of neurogenic impotence. J Urol, 1989, 141(2): 311-314.

[5] ZIEMANN U, REIMERS C D. Anal sphincter electromyography, bulbocavernosus reflex and pudendal somatosensory evoked potentials in diagnosis of neurogenic lumbosacral lesions with disorders of bladder and large intestine emptying and erectile dysfunction. Nervenarzt, 1996, 67(2): 140-146.

（蒋　红）

第五节　盆底表面肌电检查

表面肌电图（surface electromyography, sEMG）信号是源于大脑运动皮层控制之下的脊髓运动神经元的生物电活动，形成于众多外周运动单位电位在时间和空间上的总和，且具备实时、无创等优点，可实时反映肌肉生理学层面信息。在控制良好的条件下，表面肌电信号活动的变化在一定程度上能够定量反映肌肉活动的局部疲劳程度、肌力水平、肌肉激活模式、多肌群协调性等肌肉活动和中枢控制特征的变化规律。

一、教学目的

1. 熟悉盆底表面肌电评定技术的临床意义、适应证与禁忌证。
2. 掌握盆底表面肌电评定技术的操作流程。
3. 教学学时　0.5学时，教师示范、学生操作及教师纠错各三分之一。

二、教学准备

根据学生人数，按照5人一组准备具备盆底功能评估模块的表面肌电图仪器、盆底表面肌电探头、75%酒精、手套。探头一般有阴道探头和肛门探头两种，可根据实际情况按需选择探头。

三、操作规范

（一）教师示范

1. 选择探头　根据患者疾病类型选择所需探头，女性前盆、中盆病变一般选择阴道探头，女性后盆病变及男性盆底病变一般选择肛门探头。探头为一次性无菌包装，如为个人重复使用探头，则需在评估前将探头用清水冲洗并擦拭干净，切勿交叉使用。用导线将探头连于表面肌电仪器输入端。探头在使用前可涂抹适量导电润滑剂，目的是增强探头与人体组织的接触性，改善表面肌电信号采集质量。

2. 检查患者阴道及肛门　有无外阴皮肤损伤、分泌物、皮肤感染等情况，有无阴道内损伤、肛门痔疮出血、阴道肛门肌肉过度痉挛。如有大面积外阴皮肤损伤、过量分泌物或组织感染，则不可进行评估；如有阴道肛门内损伤、阴道肛门肌肉过度痉挛或痔疮出血期，不可进行评估。

3. 评估体位　病床铺一次性隔离巾，患者取半卧位，床头抬高30°～60°，双手置于躯干两侧，双下肢分开与肩同宽，双膝伸直，双下肢稍外旋至脚尖向外。

4. 放置探头　将涂有润滑剂的探头缓慢置入阴道或肛门直至仅有尾部露出阴道或肛门口

外,参考电极置于一侧髂前上棘处。如仪器设置有腹部电极,则两个记录电极沿腹直肌肌纤维走向置于肚脐旁开 2cm 左右腹直肌肌腹最饱满处,参考电极置于对侧髂前上棘处。

5. 做好解释 评估前向患者交代评估的目的、意义和患者需执行的动作。

6. 开机 打开表面肌电仪器,输入患者基本信息及疾病诊断,确认导线连接正确。

7. 评估执行 选择合适的评估处方进行评估。盆底常见的表面肌电评估方案为 Glazer 方案,总共分为五个阶段。①前静息阶段:维持 1 分钟的放松,评估静息状态肌肉张力;②快速收缩阶段:执行 5 次间隔 10 秒的最大收缩,评估快肌纤维功能;③连续收缩阶段:执行 5 次持续10 秒的最大收缩,评估快慢肌结合收缩能力;④耐力收缩阶段:维持 1 分钟的持续收缩,评估慢肌纤维功能;⑤后静息阶段:维持 1 分钟的放松,评估活动后静息状态张力。每个阶段的评估均有仪器语音提示。

8. 取下探头 评估完毕,缓慢取下探头,拔除探头与表面肌电仪器的连接线,并对探头进行冲洗。

9. 评估报告 评估完毕,仪器会自动跳转至评估结果页面,根据患者五个阶段评估的结果与正常范围比对,可针对盆底肌静息和收缩状态下的波幅、变异性、收缩反应时间及中值频率进行分析,并进行评估报告的解读与书写。

（二）学生实训

学生 5 人一组,1 人模拟患者,1 人做治疗师模仿老师操作,3 人进行观摩。评估过程中可采用一次性肛门探头进行示教。老师进行纠错与再示范,直至学生操作正确。

四、适应证、禁忌证和注意事项

（一）适应证

1. 产后盆底功能筛查。

2. 尿失禁、尿潴留、膀胱过度活动症者。

3. 便秘、大便失禁、肛门括约肌功能障碍者。

4. 膀胱、阴道、直肠脱垂者。

5. 慢性盆腔痛、性功能障碍、盆底疾病术前及术后者。

6. 中枢或外周神经损伤、盆底肌韧带组织损伤等所致盆底功能障碍者。

（二）禁忌证

1. 阴道存在活动性出血或脓液分泌物者。

2. 处于妊娠期或月经期者。

3. 肛门存在巨大痔疮或痔疮活动性出血期者。

4. 盆腔存在疾病急性期者。

5. 局部皮肤过敏、感染或感觉缺失者。

6. 其他因解剖、生理或精神情绪因素等无法配合完成检查者。

（三）注意事项

1. 评估前 排空大小便,保持外阴清洁。

2. 评估时 根据仪器语音在规定时间范围内完成标准的盆底肌收缩测试动作,并在评估过程中尽量减少腹部肌肉参与收缩。

3. 评估后 及时清洗探头并妥善保管。如出现盆底瘙痒或出血不适,及时告知评估医师。

推荐阅读文献

[1] 王健,金德闻. 康复医学领域的表面肌电应用研究. 中国康复医学杂志,2006,21(1):6-7.

[2] 薛雅红,丁曙晴,丁义江,等. 无症状人群盆底表面肌电的研究及其临床意义. 临床外科杂志,2012,20(10):697-699.

[3] MERLETTI R,RAINOLDI A,FARINA D. Surface electromyography for noninvasive characterization of muscle. Exerc Sport Sci Rev,2001,29(1):20-25.

（吴方超）

第十二章
慢性盆腔痛评定技术与操作规范

第一节　男性慢性盆腔痛评定

男性慢性盆腔痛综合征（chronic pelvic pain syndrome，CPPS）指盆底区域不同部位疼痛的总称，包括会阴部、睾丸、阴茎、肛周、耻骨上区、腹股沟、腰骶部等部位的慢性或反复发作的疼痛，持续时间超过 6 个月。部分患者伴有排尿异常症状，如排尿不尽、排尿滴沥、排尿后疼痛等。同时 CPPS 患者常常表现出性功能异常及精神心理方面的症状。

CPPS 是一种综合征，其病因及发病机制目前仍不十分清楚，诊断上主要是考虑引起症状的病因。首先应详细询问病史，了解疼痛的特点、强度、部位、性质、加重或缓解因素、有无排尿排便及性功能方面的异常，以及对患者生活质量的影响程度等。通过分析病史，可以排除一些引起慢性疼痛的明显病因，如由细菌感染、癌症、药物等病理因素所致的盆腔痛，盆腔器官的原发性解剖学或神经源性疾病引起的盆腔痛。超声、膀胱镜、尿流动力学检查、MRI 等辅助检查及实验室检查可协助诊断，但治疗前，还应进行详细的物理评估，包括详细的病史和体格检查。

慢性盆腔痛和相关症状的严重程度、进展和治疗反应的确定只能通过可靠且经过验证的症状评分工具进行评估，如 VAS 评估、慢性前列腺炎症状指数（NIH-CPSI）和国际前列腺症状评分（I-PSS），原发性膀胱疼痛综合征多采用 O'Leary-Sant 症状指数、国际勃起功能指数（IIEF）等；此外，还包括抑郁评分、生活质量评分（QOL）等，了解疼痛出现时的社会 - 心理状态等对评估疼痛及制定治疗计划非常重要。

由于 CPPS 没有特殊的诊断试验，需要识别和排除与盆腔痛相关的特定疾病。因此，在获得详细的病史后，应进行全面的体格检查，进行腹部和盆腔神经肌肉骨骼系统物理评估。首先，通过盆底肌电评估肌肉功能是否异常。其次，进行详细的体格检查，重点是会阴部和直肠指检，对会阴生殖疼痛区域进行温和的触诊，以寻找肿块和痛点。男性的球海绵体反射可提供有关阴部神经的有用信息。男性患者前列腺异常者进行直肠指检，包括触诊疼痛，并检查直肠和盆底肌的肌肉压痛和触发点，以了解会阴部、外生殖器、前列腺等有无病变存在，以及盆底各肌肉的功能状态。

一、教学目的

1. 熟悉男性慢性盆腔痛综合征的常用物理评估方法。
2. 掌握盆底肌表面肌电评估技术的关键操作。
3. 掌握体格检查的操作方法和流程。
4. 教学学时　0.5 学时，教师示范、学生操作及教师纠错各三分之一。

二、教学准备

准备物理治疗床、盆底肌电生物反馈仪、男性骨盆模型等试验用具。

三、操作规范

（一）教师示范

1. 盆底肌表面肌电评估

（1）体位及准备：患者取斜躺仰卧位120°卧于床上，整个身体放松，双脚分开，与肩等宽，臀部旋转脚尖向外60°。在患者肛门内置电极探头，探头顶部可涂少许专用凝胶等润滑导电物质。检测前医师必须详细了解患者病史，特别是盆底情况（排除器质性疾病），并向患者介绍盆底肌表面肌电评估方法（Glazer方案）、检查目的，嘱患者收缩时只运动盆底肌，辅助肌（臂肌、腹肌、四肢肌肉）不参与收缩。

（2）Glazer方案实施过程及检测指标：详见第十一章第五节。

与正常人相比，慢性盆腔痛患者盆底肌收缩波幅低、变异系数高（稳定性差）。男性慢性盆腔痛综合征患者静息和收缩状态下肌肉稳定性差，变异系数是其主要特征性改变，常用于指导及评价临床治疗。

2. 体格检查

（1）准备工作

1）在检查之前，医师首先要向患者解释操作流程、注意事项以及检查目的。

2）向患者解释进行直肠检查的原因，并在患者同意后进行检查。

3）告知患者，检查过程中可能加剧疼痛的风险。

（2）检查步骤

1）第一步"望"：体态、姿势、色泽、营养、分泌、肿胀、解剖关系。

观察患者的步态和坐姿习惯，注意患者缓慢穿过房间时是否有跛行，坐位时是否为避免疼痛而向一侧倾斜或经常调整体位以减轻疼痛。

检查腰椎的曲度、是否存在不对称性、高肌张力或活动范围改变，评估骶髂关节和耻骨联合是否有压痛，髂前上棘是否不等高等。

患者侧卧，膝盖弯曲靠近胸部。观察会阴部皮肤颜色和外观，检查是否存在痔疮，以及瘢痕、萎缩、皮损等任何可能导致患者不适的皮肤病变。

观察盆底肌收缩和放松时会阴体的升降，以评估静息肌张力和肌肉自主控制。盆底肌痉挛的患者可能无法主动收缩和放松盆底肌。

检查盆底反射（肛门反射）时用棉签轻划会阴部皮肤，观察有无肛门收缩。

2）第二步"触"：腹壁及盆底浅层肌肉触诊。

患者仰卧，下肢完全伸展。在触诊期间，患者报告任何疼痛，并使用数字分级评分法（numerical rating scale，NRS）确定其强度。

检查者用双手触诊评估腹壁前外侧区域，评估肌肉张力和疼痛。评估内容：脐水平腹直肌左侧、右侧；左侧腰大肌、右侧腰大肌；左侧髂肌，右侧髂肌；连接髂前上棘和耻骨联合线中间的腹横肌左侧、右侧。

检查者通过触诊评估会阴中央腱的柔韧性和疼痛的程度。此外，在皮肤刺激后，检查肛门会阴区反射是否正常。外生殖器检查：在阴囊疼痛的患者中，对阴囊的每个组成部分进行轻触以寻找肿块和疼痛部位。阴茎和尿道可以用类似的方式触诊。建议评估沿腹部（T_{11}～L_1）至会阴（S_3）皮节的皮肤检查异常性疼痛，并记录压痛程度。缓慢轻触耻骨上及腹股沟区域，检查腹部肌肉有无疼痛触发点。男性的球海绵体反射也可以提供有关阴部神经完整性的有用信息。

坐骨海绵体肌：疼痛涉及生殖部位、阴囊底部阴茎处、阴囊/阴道和肛门之间区域。

球海绵体肌：疼痛涉及生殖部位、阴囊底部阴茎处、阴囊/阴道和肛门之间区域，扳机点导致男性阴囊后部区域疼痛，坐直时不舒服，有时会伴有一定程度的勃起功能障碍。

会阴浅横肌：疼痛区域放射尾骨、肛门、骶骨下部（骶髂关节、背部疼痛），患者很难准确叙述具体症状。

肛门外括约肌：尾骨、肛门和骶骨（腰椎和尾骨之间）疼痛，髋关节背部（图2-12-1）。

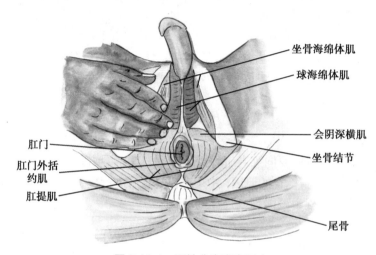

图2-12-1　男性盆底浅表肌肉

3）第三步"量"：盆底深层肌肉触诊，测量肌力、肌张力、标记痛点。

经直肠触诊盆腔内肌肉时检查者应注意肌肉的整体张力、两侧对称性，以及检查中发现的任何肌筋膜触发点，以确定疼痛的发生部位和疼痛度。使用钟面定位解剖结构有助于描述检查结果，如耻骨12点位置、肛门6点位置。

①被检者取左侧卧位、肘（胸）膝位或截石位。取左侧卧位或肘（胸）膝位时，检查者站在被检者右侧或后面；取截石位时，检查者站在被检者前面。②检查者戴手套或指套，涂以润滑油，以右手示指轻轻按摩肛门边缘，并嘱被检者深呼吸，使肛门括约肌松弛，然后轻柔地插入肛门、直肠内触诊。③在触诊期间，嘱患者出现任何疼痛都要及时报告，并在运用NRS定义其强度，从0（无疼痛）到10（最剧烈的疼痛）。检查者同时记录肛周和直肠周壁有无肿块和狭窄，手套和指套上有无分泌物及血迹等。

检查前列腺有无肿大及压痛，壁周围指检可触及的肌肉（耻骨直肠肌、耻尾肌、闭孔内肌、髂尾肌、尾骨肌、肛提肌、梨状肌）、坐骨棘和/或阴部管（Alcock管）区域压痛，可能诱发阴部神经痛（图2-12-2、图2-12-3）。

触诊髂尾肌和耻骨直肠肌，会向肛门直肠部位产生牵涉痛，并出现排便的急迫感。触诊尾骨肌，疼痛区域放射至尾骨、肛门、骶骨下部（骶髂关节、背部疼痛），患者很难准确叙述具体症

状，常表现为坐着疼痛。触诊肛提肌，疼痛区域放射尾
骨、肛门、骶骨下部（骶髂关节、背部疼痛），常导致直肠疼
痛、骨盆内疼痛、坐着不舒服、仰卧或排便时疼痛加重（与
排便频率有关）。触诊闭孔内肌会引起肛尾区疼痛和直肠
充胀感，出现的疼痛会放射到下腰部、臀部、腹部和大腿
部。触诊梨状肌，疼痛会放射至下腰部、腹股沟、会阴区、
臀、髋部、大腿和足后部。

　　对选定的盆底肌进行快速性和紧张性收缩的触诊评
估。检查者将示指置于直肠坐骨海绵体肌区，要求患者
进行盆底肌的快速收缩，在此期间评估收缩能力、收缩
动力和收缩强度；要求患者再次收缩盆底肌，并保持8秒
（紧张性收缩），再次评估收缩能力、收缩动力和收缩强
度。在每个收缩中，评估盆底肌稳定性（图2-12-4）。

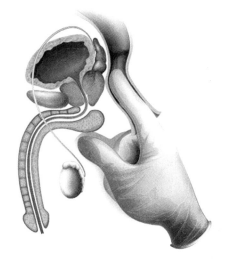

图 2-12-2　前列腺直肠指检

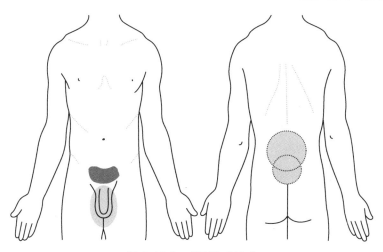

图 2-12-3　前列腺牵涉痛

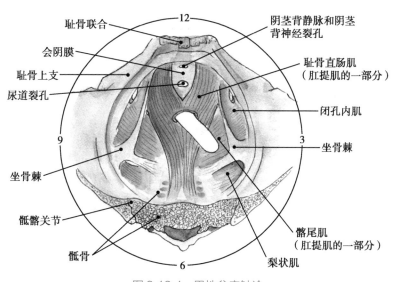

图 2-12-4　男性盆底触诊

77

4）第四步"动"：检查腰、盆腔、髋关节复合体。

患者仰卧，下肢完全伸展，进行直腿抬高试验，让患者缓慢抬起伸直的腿直到疼痛出现。在测试过程中，物理治疗师要特别注意疼痛发生时骨盆的位置（可能有补偿）和腿与休息面之间的角度（抬高角度<30°为阳性）。

然后评估仰卧位时背部和侧线肌肉的张力。为了评估背线，物理治疗师抬起患者伸直的腿，同时踝关节背屈，将腿抬高直到出现阻力，表现为沿着后腰线的牵引感（由患者提示），或以屈膝的形式明显补偿。此外，嘱患者有任何疼痛及时报告，并在 NRS 上定义其强度。侧线检查在同一位置。物理治疗师抬起患者伸直的腿，同时踝关节背屈和髋关节外展，被外展的腿直到遇到阻力为止，表现为沿侧线的牵引感（由患者表示）或以屈膝的形式明显补偿。

（二）学生实训

学生 3 人一组，1 人做治疗师模仿老师操作，1 人做患者，1 人作为记录者。老师进行纠错与再示范，直至学生操作正确。

四、适应证、禁忌证和注意事项

（一）适应证

1. 慢性盆腔痛综合征（男性）。

2. 盆底功能障碍。

3. 盆底肌筋膜疼痛综合征。

（二）禁忌证

1. 肛门直肠器质性疾病，如痔疮、肛裂、肛周脓肿、肛瘘、隐窝炎、炎性肠病、肛管直肠肿瘤等。

2. 细菌感染、癌症、药物等因素所致的盆腔痛，盆腔器官的原发性解剖学或功能性疾病，以及神经源性疾病引起的盆腔痛。

（三）注意事项

1. 检查前，移除患者身上的电子物件以免影响肌电信号。

2. 直肠指检前患者应该先排便，前一天饮食最好以流质、少渣食物为主。对于存在肛裂或肛管有裂口的患者，直肠指检时不能突然用力，如果患者疼痛明显，应该停止指检。

3. 在检查过程中，患者可能会出现局部不适感，如疼痛、排尿感、排精感；由于刺激，可能会导致前列腺液体的流出，属于正常现象。

推荐阅读文献

[1] MEISTER M R，SHIVAKUMAR N，SUTCLIFFE S，et al. Physical examination techniques for the assessment of pelvic floor myofascial pain：a systematic review. Am J Obstet Gynecol，2018，219（5）：497.e1-497.e13.

[2] YANG C C，MILLER J L，OMIDPANAH A，et al. Physical examination for men and women with urologic chronic pelvic pain syndrome：a mapp（multidisciplinary approach to the study of chronic pelvic pain）network study.Urology，2018，116：23-29.

（吕坚伟）

第二节　女性慢性盆腔痛评定

慢性盆腔痛（chronic pelvic pain，CPP）是指来源于盆腔内相关结构的疼痛，持续或反复发作至少 6 个月，常与消极的认知、行为、性和情感，以及下尿路、性、肠道、盆底或妇科功能障碍的症状相关。女性 CPP 分类复杂，不同分类治疗策略不同。现行的女性 CPP 盆底康复治疗主要针对与盆底肌过度活动或扳机点有关的盆腔痛。因此，对患者进行分类和盆底肌检查是女性 CPP 康复治疗前评估的关键环节。

一、教学目的

1. 熟悉女性 CPP 分类、盆底肌功能评估方法。
2. 掌握女性盆底肌评估的关键操作，利用盆底肌疼痛图谱正确触诊盆底肌。
3. 教学学时　1 学时，教师示范、学生操作及教师纠错各三分之一。

二、教学准备

女性骨盆及盆底肌模型，盆底肌疼痛图谱，VAS 评分，盆底肌电生物评估仪。

三、操作规范

（一）教师讲解

1. 女性 CPP 分类　欧洲泌尿外科学会（European Association of Urology，EAU）指南中，CPP 分为特定疾病（如感染、癌症等）相关盆腔痛和无明确病理因素盆腔痛（又称慢性盆腔痛综合征）（表 2-12-1）。国际疾病分类 -11（ICD-11）中，CPP 分为慢性原发性盆腔痛和慢性继发性盆腔痛。

CPP 康复治疗前，妇科或康复科医师应进行分类诊断，遴选出盆底肌过度活动或扳机点相关患者；康复治疗师则应正确评估盆底肌疼痛位点及程度。

表 2-12-1　欧洲泌尿外科学会指南女性慢性盆腔痛分类

系统来源	具体名称
泌尿系统疼痛综合征	原发性膀胱痛综合征
	原发性尿道疼痛综合征
原发性妇科疼痛综合征（外生殖器）	原发性外阴痛综合征
	原发性前庭痛综合征
	原发性阴蒂痛综合征
原发性妇科疼痛综合征（内生殖器）	子宫内膜炎相关的慢性痛综合征
	慢性原发性盆腔痛综合征伴周期性恶化
	原发性痛经
胃肠道相关盆腔痛综合征	肠易激综合征
	慢性原发性肛门疼痛综合征
	原发性间歇性慢性肛门疼痛综合征
骨骼肌肉系统疼痛	原发性盆底肌疼痛综合征
	原发性尾骨疼痛综合征
术后慢性疼痛	慢性术后疼痛综合征

2. 女性盆底功能障碍与 CPP 盆底肌是骨骼肌,盆底康复时常分为浅层肌和深层肌。浅层肌包括球海绵体肌、坐骨海绵体肌、会阴浅横肌和肛门外括约肌;深层肌包括双侧肛提肌(耻骨直肠肌、耻尾肌、髂尾肌)和尾骨肌。

盆底功能障碍分为过度活动和活动不足两类。EAU 指南指出,CPP 与盆底肌过度活动相关;盆底肌表面肌电图检查已证实,CPP 患者存在过度活动盆底肌。盆底肌过度活动引起中枢神经系统敏化,其扳机点位置常与感知疼痛的区域有关。因此,在 CPP 康复治疗前,应积极寻找盆底肌筋膜扳机点,表现为触诊肌肉中结节或条索状结构、痛觉敏感区或按压时引起牵涉痛的结构。此外,闭孔内肌虽非盆底肌,但其通过盆筋膜腱弓与盆底肌相连,亦是 CPP 扳机点好发部位,需注意评估。

3. 女性 CPP 评估内容 该类患者盆底肌评估内容包括:

(1)盆底评估

(2)浅层盆底肌评估

(3)深层盆底肌评估

(4)尿道和膀胱区评估

(5)盆底肌疼痛性质和程度评估

(6)盆底肌肌力和放松状态评估

(7)盆底肌表面肌电评估

(二)教师示范

1. 盆底评估准备

(1)环境和材料准备

环境:简洁舒适,空气流通,光线柔和,室温保持在 24～28℃,保护患者隐私。

材料:检查床(床上铺一次性隔离巾),无菌手套,肌电评估所需仪器及电极。

(2)患者准备

知情告知:告知患者评估目的、步骤及可能不适,获得知情同意。

患者体位:患者排空二便,取屈膝仰卧位,脱一侧裤腿以暴露外阴,双脚分开与臀部同宽,双膝自然分开;亦可取膀胱截石位。

(3)评估人员准备及注意事项

1)复核病史,尤其是疼痛病史,确认适应证和禁忌证。

2)需明确评估目的、内容及顺序,评估时注意患者的舒适度和耐受性。

3)如疼痛是评估的预期发现,建议先行阴道内单指触诊而非窥器检查。

4)使用指腹触诊,避免使用指尖或指甲的压力。

2. 浅层盆底肌评估 推荐采用 Marek 疼痛图谱 A 进行疼痛定位,VAS 评分进行程度描述。

(1)准备:先通过腹部、大腿、小腿等身体其他部位的触诊让患者适应触诊方式,了解其肌肉紧张度。检查是否存在瘢痕、腹壁移动受限,瘢痕有无感觉过敏;后腰部有无触痛点(特征:局部压痛、痛觉过敏、放射痛或牵涉痛等)。

(2)操作方法及要点:戴手套,依据 Marek 疼痛图谱 A,用手指与棉签触诊白相应点位。注意用力均匀、垂直按压,棉签触诊压力为 $0.1\sim0.2kg/cm^2$、手指触诊压力为 $0.4\sim0.5kg/cm^2$。须避免从较敏感、易引起患者尴尬的位置开始检查。

(3)记录信息:记录疼痛评分、疼痛性质、放射痛或牵涉痛部位。

3．深层盆底肌评估　推荐采用 Marek 疼痛图谱 B 进行深层盆底肌评估。

（1）准备：外阴高度敏感的患者，可使用利多卡因凝胶（5%～10%）涂抹外阴，配合腹式呼吸放松，手指轻柔地放入阴道进行检查。

（2）操作方法及要点：进入阴道后，手指以 $0.4～0.5kg/cm^2$ 压力垂直按压，依次触诊深层肌：手指下方是直肠，直肠左右侧是耻骨直肠肌，再向外向上是耻尾肌，继续向上达盆侧壁闭孔内肌，再向后到坐骨棘，坐骨棘与直肠连线中点处是髂尾肌（嘱收紧肛门，检查者手指可触及该肌肉抬高），往后上是位于坐骨棘与骶骨连线中点处的尾骨肌，再上到后壁顶部达梨状肌。

（3）记录信息：记录疼痛评分、疼痛性质、放射痛或牵涉痛部位。

4．尿道和膀胱区评估　尿道和膀胱区是常见的女性 CPP 疼痛部位，推荐采用 Marek 疼痛图谱 C 进行尿道和膀胱区评估。

（1）准备：同"深层盆底肌评估"。

（2）操作方法及要点：将尿道进行等分。从外向内分为 $L_1～L_6$。将指腹从尿道外口逐渐向上移动触诊。由于该区域敏感，触诊压力应为患者能耐受的压力，部分患者可能有强烈尿急感。L_5 位于膀胱基底部，L_6 触诊膀胱逼尿肌，膀胱三角位于膀胱底。

（3）记录信息：记录疼痛评分、疼痛性质、放射痛或牵涉痛部位。

5．盆底肌疼痛性质和程度评估

（1）性质评估：按灼热、压痛、刺痛等描述。

（2）程度评估：采用 VAS 评分（0～10 分）评定疼痛程度。

6．盆底肌肌力和放松状态评估　推荐采用 Laycock 改良牛津肌力分级（表 2-7-1）评估盆底肌肌力。

（1）评估步骤

1）体位：120°半卧位，屈膝，两腿适度分开。

2）操作前相关评估：分开阴唇，将润滑的示指或示指与中指置入阴道内评估疼痛、感觉和阴道松紧度。

3）评估盆底肌肌力：用口令指导患者收缩阴道（及肛门），以收缩持续时间和连续完成次数来分级，嘱患者配合自主呼吸，不憋气，把腹肌收缩与肛提肌收缩分离出来。一手置于患者腹部，如果患者收缩时会阴体能向上、向内移动，同时无过度使用腹肌，说明患者已学会正确收缩盆底肌。评估患者盆底肌Ⅰ型肌纤维、Ⅱ型肌纤维的肌力强度。肌力分级标准采用 Laycock 改良牛津肌力分级。

4）评估放松状态：注意患者收缩后所需的放松时间。

（2）注意事项：建议由同一操作者对患者进行初始和后续评估，以确保均质性。

7．盆底肌表面肌电评估　盆底肌表面肌电评估是通过探测、记录和分析盆底神经及其肌肉生物电活动，对盆底肌功能状态进行评价，为 CPP 物理治疗提供客观的评估依据。

评估步骤详见第十一章第五节。

（三）学生实训

学生 2 人一组，1 人做治疗师，1 人做患者（需有性生活史、无阴道流血、无皮肤破溃及感染者），模仿老师操作。老师进行纠错与再示范，直至学生操作正确。

四、注意事项

1．评估前　做好宣教、沟通，充分获得患者配合，再次询问有无性生活史、有无阴道流血、评估区域有无皮肤的破溃和感染。

2. 评估时　注意保护患者隐私，动作轻柔，注意保暖，使患者处于正确的体位，保持舒适放松状态。防止交叉感染，垫巾一人一换，阴道电极专人专用。

3. 评估后　保持会阴清洁，可有短暂的阴道疼痛，注意休息，保持盆底肌放松。如尿道口不适感，嘱适当多饮水，多排尿。

推荐阅读文献

[1] HARM-ERNANDES I, BOYLE V, HARTMANN D, et al. Assessment of the pelvic floor and associated musculoskeletal system: guide for medical practitioners. Female Pelvic Med Reconstr Surg, 2021, 27(12): 711-718.

[2] HIBNER M. Management of chronic pelvic pain: a practical manual. England: Cambridge, 2021.

[3] JANTOS M. Pain mapping: a mechanisms-oriented protocol for the assessment of chronic pelvic pain and urogenital pain syndromes. Pelviperineology, 2021, 39(1): 3-12.

[4] PUKALL L. Pain assessment in vulvodynia: objective measures female sexual pain disorders. American: Humana Press, 2021.

（谢臻蔚）

第十三章

性功能障碍评定技术与操作规范

第一节　男性性功能障碍评定

男性性功能障碍主要分为性欲障碍（性欲低下、性厌恶、性欲倒错）、勃起功能障碍（erectile dysfunction，ED）、阴茎疲软功能障碍（阴茎异常勃起）、射精功能障碍（早泄、不射精、逆行射精）、性高潮障碍、射精疼痛等。其中最为常见的是勃起功能障碍及早泄，本节内容仅限于介绍这两类障碍。

勃起功能障碍是指性生活时持续性不能达到或维持充分的阴茎勃起以获得满意的性生活3个月以上，包括硬度不足以插入阴道，或勃起维持时间不足以圆满完成性交等。

早泄是射精障碍中最常见的类型，可分为原发性早泄和继发性早泄。通常有下列两种情况：①从初次性交开始，射精往往或总是在插入阴道前或插入阴道后1分钟以内发生；或者射精潜伏时间显著缩短，通常小于3分钟。②总是或几乎总是不能控制/延迟射精。

一、教学目的

1. 熟悉勃起功能障碍与早泄的基本评估方法，包括病史采集、常用量表、体格检查、实验室检查以及特殊检测。

2. 掌握勃起功能障碍和早泄评估常用量表的使用。

3. 了解采用阴茎硬度测量仪进行夜间阴茎勃起试验（nocturnal penile tumescence and rigidity testing）或视听性刺激勃起功能检测（audio-visual sexual stimulation，AVSS）的操作流程。

4. 教学学时　0.5学时，教师授课80%、操作流程介绍20%。

二、教学准备

1. 相关量表。

2. 阴茎硬度测量仪。

三、操作规范

（一）勃起功能障碍的评估

1. 病史　收集完整的病史，包括内外科疾病史、服药史、婚姻史、性生活史。收集患者勃起功能障碍的高危因素如糖尿病史、盆腔手术史、影响性功能的药物服用史。通过病史询问，可了解以下问题：是否患有勃起功能障碍及严重程度；有无合并其他性功能障碍，如早泄、性欲减退等；勃起功能障碍是否为心理性等。

2. 常用量表　主要依据国际勃起功能指数问卷-5（International Index of Erectile Function，IIEF-5）（表2-13-1）和勃起硬度评级（Erection Hardness Score，EHS）（表2-13-2），可初步评估其勃起功能障碍程度。

表 2-13-1　国际勃起功能指数问卷 -5（IIEF-5）

在过去 6 个月内,您是否有以下症状	0分	1分	2分	3分	4分	5分
1. 您对获得勃起和维持勃起的自信程度如何	无	很低	低	中等	高	很高
2. 您受到性刺激而有阴茎勃起时,有多少次能够插入	无性活动	几乎或完全没有	少数几次(远少于一半时候)	有时(约一半时候)	大多数时候(远多于一半时候)	几乎或总是
3. 您性交时,阴茎插入后,有多少次能够维持勃起状态	没有尝试性交	几乎或完全没有	少数几次(远少于一半时候)	有时(约一半时候)	大多数时候(远多于一半时候)	几乎或总是
4. 您性交时,维持阴茎勃起至性交完成,有多大困难	没有尝试性交	困难极大	困难很大	困难	有点困难	不困难
5. 您性交时,有多少次感到满足	没有尝试性交	几乎或完全没有	少数几次(远少于一半时候)	有时(约一半时候)	大多数时候(远多于一半时候)	几乎或总是

注:严重(5～7分),中度(8～11分),中低度(12～16分),轻度(17～21分),正常(22～25分)。

表 2-13-2　勃起硬度评级（EHS）

分级	表现
Ⅰ级	阴茎充血增大,但不能勃起,无法插入
Ⅱ级	阴茎有轻微勃起,但还未能达到足以插入的程度
Ⅲ级	阴茎达到足以插入的硬度,但不够坚挺或持久
Ⅳ级	完全勃起而且很坚挺,也够持久

3. 体格检查　注意体形、毛发分布、第二性征发育,以及外生殖器外形、感觉等,直肠指检注意前列腺及肛门括约肌张力。

4. 实验室检查　常规化验包括血常规、肝肾功能、血糖、血脂等,勃起功能障碍患者常需检查睾酮和催乳素水平。中老年男性出现潮热、乏力、勃起功能障碍等,如伴有血清睾酮水平降低,应考虑是否伴有男性更年期。催乳素升高可抑制睾酮水平,故勃起功能障碍尤其是合并性欲下降的患者应测定催乳素水平;如催乳素明显升高,应排除垂体肿瘤。

5. 特殊检测

(1)夜间阴茎勃起试验:健康男性晚间做梦时常伴快速眼球运动,出现夜间阴茎勃起,每晚平均 3 次,总时间约 100 分钟。因睡眠时不存在情绪因素,故临床可帮助鉴别心理性勃起功能障碍和器质性勃起功能障碍。

现多用阴茎硬度测量仪(图 2-13-1)进行评估,主要通过检测并记录阴茎的径向硬度和胀大程度评估阴茎的勃起功能。正常男性夜间勃起参数:8 小时睡眠中,每夜勃起 2 次以上,每次勃起时间持

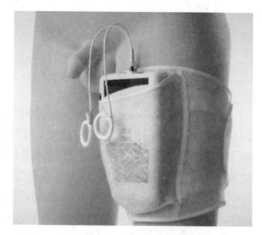

图 2-13-1　阴茎硬度测量仪

续 10～15 分钟,硬度超过 60%。一般需监测 2 个晚上。

(2)视听性刺激勃起功能检测:是清醒状态下利用视听性刺激检测阴茎勃起的方法,器械同夜间阴茎勃起试验,此方法较为快捷、实用。如结果正常,提示勃起功能正常;如出现异常结果,应进一步行夜间阴茎勃起试验。

(3)阴茎彩色多普勒超声:主要用于诊断血管性勃起功能障碍。评估阴茎内血管功能的主要参数:海绵体动脉直径、收缩期峰值流速(PSV)、舒张末期流速(EDV)和阻力指数(RI)。一般认为,PSV≥30cm/s,EDV≤5cm/s,RI≥0.8,为正常;PSV<30cm/s,提示动脉供血不足;EDV>5cm/s、RI<0.8,提示阴茎静脉闭塞功能不全。

(4)阴茎海绵体测压及造影:主要用于静脉性勃起功能障碍的鉴别诊断。为有创性检查,国内目前应用较少。

(二)早泄的评估

1. 病史 收集完整的病史,包括内外科疾病史、服药史、婚育史、性生活史、手淫史、早泄发生的时间(从第一次性生活开始持续或某个时间点后出现)、是否为境遇性(在某种特定环境下和/或某一特定伴侣)、射精控制力、双方满意度、性刺激程度、药物的使用滥用情况、是否合并勃起功能障碍等其他性功能障碍以及心理健康状况。

2. 常用量表 目前最常用三种量表,一般基于患者的报告完成:早泄诊断量表(PEDT)(表 2-13-3)、早泄评估量表(PEP)(表 2-13-4)和早泄指数量表(IPE)(表 2-13-5),其中 PEDT 的使用最广泛。

表 2-13-3 早泄诊断量表(PEDT)

问题	0分	1分	2分	3分	4分
性交时想推迟射精有多大困难	没有困难	有点困难	中等困难	非常困难	完全无法延迟
射精发生在想射精之前概率	几乎没有	不经常	约五成	多数时候	几乎/总是
是否受到很小的性刺激就会射精	几乎没有	不经常	约五成	多数时候	几乎/总是
是否对过早射精感到沮丧	完全没有	有点	一般	很	非常
射精时间造成伴侣不满意,你对此担心吗	完全没有	有点	一般	很	非常

注:≤8分,非早泄;9～10分,疑似早泄;≥11分,早泄。

表 2-13-4 早泄评估量表(PEP)

问题	0分	1分	2分	3分	4分
你对性交时射精的控制力如何	很差	差	一般	好	很好
你对性生活的满意度如何	很差	差	一般	好	很好
你对性生活中过早射精的烦恼程度如何	非常	相当	中度	有点	一点也不
性生活中过早射精影响你和伴侣的关系吗	非常	相当	中度	有点	一点也不

注:本表无统一参考值,可以通过患者自我前后对比,评估治疗的有效性。

表 2-13-5 早泄指数量表(IPE)

问题	1分	2分	3分	4分	5分
你的性欲或兴趣如何	非常低	低	一般	高	非常高
你能勃起足够的硬度插入阴道吗	几乎没有	很少	半数	多数	总是
你能维持勃起完成性交吗	几乎没有	很少	半数	多数	总是
从插入到射精的时间	极短(<30s)	非常短(<1min)	短(<2min)	一般短(<3min)	不短(>3min)

续表

问题	1分	2分	3分	4分	5分
你能延长性交时间吗	非常困难	比较困难	困难	很少困难	不困难
你对性生活满意吗	非常不满意	比较不满意	一般满意	比较满意	非常满意
你的性伴侣对性生活满意吗	非常不满意	比较不满意	一般满意	比较满意	非常满意
你的性伴侣能达到高潮吗	几乎没有	很少	半数	多数	总是
你对完成性生活的信心如何	非常低	低	一般	高	非常高
你在性交时是否感到焦虑、压抑或苦恼	总是	多数	半数	很少	几乎没有

3. 体格检查　检查男性外生殖器和第二性征是否正常，是否伴随包皮过长、包茎、阴茎弯曲畸形、阴茎硬结症等生殖器异常，注意双侧睾丸大小、是否有硬结、输精管缺如等。

4. 实验室检查　血常规、肝肾功能、血糖、血脂等，排除心血管、内分泌、其他慢性疾病等因素；泌尿科常规检查排除感染等；检测性激素，如黄体生成素（LH）、卵泡刺激素（FSH）、催乳素（PRL）、雌二醇（E2）、睾酮（T），了解性腺发育情况。

5. 特殊检测

（1）阴道内射精潜伏期（intra-vaginal ejaculatory latency time，IELT），即从阴茎插入阴道到射精开始的时间，可以通过秒表测量，是定义和区分各种早泄类型的关键因素和客观工具。

（2）神经电生理检查：通过测定会阴部各类感觉阈值、诱发电位、阴茎交感神经皮肤反应，客观区分早泄的神经敏感来自交感神经中枢还是外周的阴茎背神经及其分支。

阴茎背神经躯体感觉诱发电位测定（DNSEP）正常参考值：潜伏时间42～45毫秒，波幅1.22μV。

阴茎头躯体感觉诱发电位（GPSEP）正常参考值：潜伏时间42～45毫秒，波幅1.32μV。

交感神经皮肤反应（SSR）正常参考值：潜伏时间1 400～1 600毫秒，波幅69.5μV。

阴茎神经电生理检查DNSEP和GPSEP低于正常参考值者，考虑阴茎背神经敏感；SSR低于正常参考值者，考虑交感神经中枢敏感。

（3）阴茎生物感觉阈值测定：可以评价阴茎背神经向心性传导功能和脑神经中枢的兴奋性。该方法操作简单、价格低廉、非侵袭性、使用方便。

检查方法：通常使用阴茎生物感觉阈值测定器。首先，检查者用触觉器轻柔地接触被检查者的示指腹侧，并逐渐增加振动强度，让被检查者报告第一次体会到的振动感，此时记录仪表显示的阈值。此过程要反复进行，并逐渐增加强度或减少强度，直到被检查者充分理解。几次检查得出的生物感觉阈值结果相等时，需做记录。其次，使用同样的方法依次测定阴茎体部两侧、阴茎头、阴囊，记录其测得的生物感觉阈值。

四、仪器操作流程

（一）采用阴茎硬度测量仪进行夜间阴茎勃起试验的操作流程

1. 需安静、整洁、舒适的睡眠环境，不被外界干扰。

2. 安装新的9V电池，可保证使用10小时。

3. 初始化　连接阴茎硬度测量仪的主机到电脑的通信端口，开启主机开关；选择电脑RigiScan程序，在内容屏幕上点击初始化，输入被检者的姓名、ID号等，选择夜晚检测模式。

4. 带上主机　患者沐浴后，将腿部绷带绑在一侧大腿上，开口指向阴茎，主机插入腿部绷带套内；放置根部阴茎套圈于阴茎根部，放置头部阴茎套圈于阴茎头下方冠状沟处；开启主机开关；扶住阴茎套圈确保其在阴茎上的位置正确。嘱患者安睡。如果患者夜间起夜，关闭主机开关,用手指插入阴茎套圈,轻轻地向外拉开,取下阴茎套圈,从腿部取下绑带和主机,起夜完毕重新戴上腿带、套入环套即可开机,起夜时间尽量控制在15分钟内。

5. 第二天早晨取下主机　关闭主机开关;用手指插入阴茎套圈,轻轻地向外拉开,取下阴茎套圈;从绑带套中取下主机,从腿部取下绑带。

6. 下载并打印数据　连接主机到电脑的通信端口;开启主机开关;打开内容屏幕,下载状态屏幕窗口将会出现,提示下载当前被检测者的信息,点击"OK",开始下载;下载完毕,退出,关闭控制器开关;拔下通信端口,放置好主机;打印数据。

（二）视听性刺激勃起功能检测的操作流程

基本流程与夜间阴茎勃起试验相似,不同的是,安装好主机后,患者不睡觉,在合适的环境中先收看一段10分钟左右风景片记录基础值,随后观看色情影片进行视听性刺激,持续时间为30~40分钟,仪器自动记录阴茎周径及硬度变化。

五、适应证、禁忌证和注意事项

评估勃起功能障碍的夜间阴茎勃起试验或者视听性刺激勃起功能检测:

（一）适应证

勃起功能障碍或可疑勃起功能障碍成年患者均可作此评估。

（二）禁忌证

1. 不用于评估儿童的勃起功能。

2. 不用于有感染性疾病(如尖锐湿疣、尿道炎、包皮龟头炎)的患者,应待疾病治愈后再行检查。

3. 除非在测试期间有合适的医务人员直接检测,否则不得用于智力障碍男士。

（三）注意事项

1. 做好宣教、沟通,充分获得患者配合。

2. 评估有无包茎、小阴茎等,这类患者的环套不易固定。

3. 注意测试的环境氛围,不要在吵闹、有人打扰的环境中检查。

推荐阅读文献

[1] 黄燕平,刘炜,张涛,等. 视听性刺激勃起检测(AVSS)对勃起功能障碍诊断价值的临床研究. 中国男科学杂志,2017,31(5):24-28.

[2] 夏术阶,吕福泰,辛钟成,等. 郭应禄男科学. 2版. 北京:人民卫生出版社,2019.

[3] 张炎,张海涛,王忠,等. RigiScan 勃起功能障碍诊治临床应用中国专家共识. 中国性科学,2019,28(12):5-9.

[4] 中华医学会男科学分会. 中国男科疾病诊断治疗指南与专家共识. 北京:人民卫生出版社,2017.

（张正望）

第二节　女性性功能障碍评定

女性性功能障碍(female sexual dysfunction,FSD)主要包括性欲障碍、性兴奋障碍、性高潮障碍、性交疼痛,可以通过性问题识别与评估、详细的病史、问卷调查、体格检查全面评估患者的性功能状况,早期的筛查和评估可以帮助推进临床诊断和治疗。

一、教学目的

1. 熟悉女性性功能障碍的相关定义、常用问卷分类及种类、性功能评估的注意事项。

2. 掌握女性性功能障碍的评估及关键操作，包括分类及诊断、性问题的识别、病史采集、体格检查。

3. 教学学时　2学时，教师示范、学生操作及教师纠错各三分之一。

二、教学准备

女性性功能障碍分类及诊断表，妇科检查床，妇科检查模型，石蜡油，一次性手套，窥器，一次性医用垫单等。

三、操作规范

（一）教师示范

1. 女性性功能障碍分类及诊断　性健康是女性生活的重要部分。美国精神病学会的《精神障碍诊断与统计手册》第5版（DSM-5）将女性性功能障碍分为5类（表2-13-6），包括性兴趣和性唤起障碍、性高潮障碍、生殖器-盆腔痛或插入障碍、药物引起的性功能障碍、其他能够特别分类的性功能障碍和其他未特别分类的性功能障碍。

表2-13-6　女性性功能障碍分类及诊断（DSM-5）

性功能障碍	定义
性兴趣和性唤起障碍	存在以下至少3项缺乏或显著减少： ● 对性生活感兴趣 ● 有性或情色的想法或幻想 ● 发起性行为或对伴侣的性行为作出回应 ● 性生活全程或近全程感到兴奋愉悦 ● 对内部或外部的情色诱因（例如书面、口头、视觉）作出感兴趣或性兴奋回应 ● 在几乎所有性接触行为过程中有生殖器官或非生殖器官感觉 症状至少持续6个月，并导致个体临床上显著的痛苦[①]
性高潮障碍	在几乎所有性活动场合，性高潮显著延迟，性高潮频率显著减少，或没有性高潮，或性高潮的强度显著降低 症状持续至少6个月，并导致个体临床上显著的痛苦[①]
生殖器-盆腔痛或插入障碍	持续存在或反复出现以下1种或多种症状： ● 性交困难 ● 在性交过程中出现明显的外阴阴道或盆腔痛 ● 在阴道插入过程中存在对外阴阴道或盆腔痛的显著恐惧或焦虑 ● 在试图阴道插入过程中盆底肌显著紧张或痉挛 症状持续至少6个月，并导致个体临床上显著的痛苦[①]
药物引起的性功能障碍	与药物开始、剂量增加或药物中断有短时间关系的性功能紊乱，并导致个体临床上显著的痛苦[②]
其他能够特别分类的性功能障碍和其他未特别分类的性功能障碍	不符合划定类别的以性功能障碍为特点的痛苦症状；其他能够特别分类的性功能障碍和未特别分类的性功能障碍之间的主要区别在于临床医师能否指出所描述的症状不符合其他类标准的原因

注：

①性功能障碍，只有当不能更好地由非性精神障碍或严重的关系窘迫（如伴侣暴力）或其他重要的压力因素解释，并且不是由于某种药物或其他疾病的影响时，才能作出诊断。

②这种临床痛苦不能用其他类性功能障碍更好地解释，提示为非药物导致的性功能障碍的证据包括其他类性功能障碍病史、药物使用前就有症状，或在急性戒断或严重中毒停药后症状持续至少1个月。

2. 性问题的识别

（1）患者大多不愿意发起对性担忧的讨论，妇产科医师在常规就诊时可与患者讨论关于性功能障碍的话题，识别可能需进一步探讨的问题，简明女性性功能量表（Brief Index of Sexual Functioning for Women，BISF-W）有助于促进临床讨论（表2-13-7）。

表2-13-7 简明女性性功能量表（BISF-W）

针对您的整体性功能请回答下列问题

1. 您是否满意您的性功能

是

否

如果否，请继续

2. 您不满意您的性功能有多久了？

3a. 您性功能的问题是（一个或多个选择）：

（1）对性行为很少或根本没有兴趣

（2）生殖器的感觉降低（感觉）

（3）阴道润滑程度降低（干燥）

（4）达到高潮问题

（5）性交时疼痛

（6）其他

3b. 哪个问题是最令困扰？（1）（2）（3）（4）（5）（6）

4. 您愿意与您的医师讨论它吗？

是

否

（2）PLISSIT性咨询模式：PLISSIT（permission，limited-information，specific-suggestions，intense-therapy）性咨询模式是一种有效、简单、有用且具有成本效益的咨询方法（表2-13-8）。

表2-13-8 PLISSIT性咨询模式

项目	内容
P	对患者的一些性行为给予认可，从而消除其恐惧与焦虑
LI	给予患者一些特定的信息，这些信息通常是和解决患者的性问题有关的
SS	给患者一些针对其问题的特殊建议
IT	给予强而有效的特定性治疗

3. 病史采集 因为性功能是多因素的，详尽的性生活病史采集包括主诉、现病史、个人史、手术史及伴侣因素（表2-13-9）。在询问过程中要全面排除其他器质性疾病对性功能的影响。

表2-13-9 详细的性生活病史采集

项目	具体内容
主诉	（1）性欲障碍、性兴奋障碍、性高潮障碍、性交疼痛 （2）个人对症状感到困扰的出现时间

续表

项目	具体内容
现病史	(1)初次性遭遇
	(2)性虐待史(言语、情感、躯体的、性的)
	(3)既往性伴侣的数目及性别
	(4)当前性关系及类型
	(5)具体的性行为(手淫、口交、肛交、性交、辅助工具、色情作品)
	(6)症状的开始、性质和持续时间、加重或缓解因素
	(7)伴随症状
	(8)是否到医院就诊过、做过什么检查、诊疗经过
个人史	(1)非法毒品和/或酒精滥用
	(2)目前健康状况
	(3)药物
	(4)宗教和文化影响
	(5)生殖系统病史及目前状况(初潮、月经史、产科和妇科病史、激素使用、避孕方式、不孕不育、泌尿系统情况、疼痛、性传播疾病)
手术史	(1)疾病情况(神经系统、内分泌系统、心血管系统、皮肤、自身免疫系统、肿瘤等)
	(2)精神
伴侣因素	(1)当前伴侣数量及其性别
	(2)伴侣健康问题和性功能问题
	(3)伴侣间关系及伴侣之间对性问题的交流

4.问卷 女性性功能障碍定义、诊断标准、分类不断修订,相应的量表分类及标准也不断更新(表2-13-10、表2-13-11),需要根据研究目的、适用范围来选择合适的量表。目前。国内临床常用的是中文版女性性功能量表(Chinese Version of Female Sexual Function Index,CVFSFI)(表2-13-12、表2-13-13)。

表2-13-10 女性性功能障碍问卷的分类标准

水平		标准
Ⅰ	ⅠA	用于评价女性性功能/性功能异常的综合问卷
	ⅠB	用于评价与性相关的情绪问卷
	ⅠC	评价性满意度的问卷
Ⅱ		评价单项或多项性功能异常(如性欲异常、性高潮障碍等)
Ⅲ		处于特别时期或特殊人群的性功能状况评估(例如绝经人群、有心理疾病的人群)
Ⅳ		仍然在完善或正在进行效度检验的问卷

表2-13-11 不同水平常见问卷

水平	问卷
ⅠA	女性性功能量表(FSFI)
	性功能问卷(SFQ)、(SAQ-F)
	Derogatis性功能问卷(DSFI)
	Derogatis问卷(DISF/DISF-SR)
	简明女性性功能量表(BISF-W)
	性功能变化问卷(CSFQ)
	性满意度量表(GRISS)

水平	问卷
ⅠB	女性性痛苦量表（FSDS-R）
ⅠC	女性性满意度量表（SSS-W）
	性生活质量问卷（SLQQ）
	治疗满意度量表（TSS）
	生活满意度检查表（LiSat-9/-11）
Ⅱ	HSDD 筛查
	性唤起和欲望清单（SADI）
	性兴趣和欲望清单 - 女性（SIDI-F）
	性欲线索量表（CSDS）
	女性性兴趣诊断访谈（WSID）和 WSID 简表（WSID-Sf）
	性欲降低量表（DSDS）
	高潮评分量表（ORS）
Ⅲ	老年：性功能质量量表（QSF）
	激素：McCoy 女性问卷（MFSQ）
	绝经期：女性性功能概况（PFSF）
	围绝经期性兴趣问卷（MSIQ）
	精神病学：亚利桑那州性经历量表（ASEX）
Ⅳ	女性的性接触概况
	性健康体验调查的详细清单（DISHES）

表 2-13-12　中文版女性性功能量表

问题	选项
1. 在过去的 4 周里，您有性欲望或性冲动的次数是多少	5= 经常 4= 大多数 3= 有时（多于一半） 2= 一些时候（少于一半） 1= 几乎没有或没有
2. 在过去的 4 周里，您有性欲望或是性冲动的程度如何	5= 非常高 4= 高 3= 温和的 2= 低 1= 非常低或根本没有
3. 在过去的 4 周里，在性生活中，您多久会被唤醒	5= 几乎经常 4= 大多数（大于一半） 3= 有时（大约一半） 2= 一些时候（小于一半） 1= 几乎从不或从不 0= 没有性生活
4. 在过去的 4 周里，在性活动和性交中，您如何评价您的性唤起水平	5= 非常高 4= 高 3= 温和的 2= 低 1= 非常低或根本没有 0= 没有性行为

续表

问题	选项
5. 在过去的4周里,您在性活动和插入中对性唤起有信心吗	5＝非常高的信心 4＝高信心 3＝温和的信心 2＝低信心 1＝低信心或没有信心 0＝没有性行为
6. 在过去的4周里,您有多少次对您的性唤醒满意	5＝几乎经常 4＝绝大多数(多于一半) 3＝有时(大概一半) 2＝很少数(小于一半) 1＝几乎从不或从不 0＝没有性行为
7. 在过去的4周里,在性活动中您润滑的频率是多少	5＝几乎经常 4＝绝大多数(多于一半) 3＝有时(大概一半) 2＝很少数(小于一半) 1＝几乎从不或从不 0＝没有性行为
8. 在过去的4周里,您在性活动中使阴道变得润滑有多困难	5＝没困难 4＝轻微的困难 3＝困难 2＝非常困难 1＝非常困难或根本不可能 0＝没有性行为
9. 在过去的4周里,在性活动中您有多少次能保持润滑直到性活动结束	5＝几乎经常或经常 4＝大多数时间(大于一半) 3＝有时(大概一半) 2＝少数(小于一半) 1＝几乎没有或没有 0＝没有性行为
10. 在过去的4周里,在性活动中您保持全程润滑有多困难	5＝没困难 4＝轻微的困难 3＝困难 2＝非常困难 1＝非常困难或根本不可能 0＝没有性行为
11. 在过去的4周里,当您有过性活动时,多少次您能达到性高潮	5＝几乎经常或经常 4＝大多数时间(大于一半) 3＝有时(大概一半) 2＝少数(小于一半) 1＝几乎没有或没有 0＝没有性行为
12. 在过去的4周里,当您有性活动时,使您达到性高潮有多困难	5＝没困难 4＝轻微的困难 3＝困难 2＝非常困难 1＝非常困难或根本不可能 0＝没有性行为

问题	选项
13. 在过去的 4 周里,您对您在性活动中达到性高潮的能力满意吗	5= 非常满意 4= 比较满意 3= 一半满意一半不满意 2= 有点不满意 1= 非常不满意 0= 没有性行为
14. 在过去的 4 周里,您对您和性伴侣在性活动中的情感亲密程度满意吗	5= 非常满意 4= 比较满意 3= 一半满意一半不满意 2= 有点不满意 1= 非常不满意 0= 没有性行为
15. 在过去的 4 周里,您对您与性伴侣之间的性生活质量满意吗	5= 非常满意 4= 比较满意 3= 一半满意一半不满意 2= 有点不满意 1= 非常不满意 0= 没有性行为
16. 在过去的 4 周里,您对您整体的性生活满意吗(情感与性活动)	5= 非常满意 4= 比较满意 3= 一半满意一半不满意 2= 有点不满意 1= 非常不满意 0= 没有性行为
17. 在过去的 4 周里,在阴道性活动(阴道插入)时,您有多少次经历疼痛或不舒服	5= 几乎没有或没有 4= 有些时候(小于一半) 3= 有时(大概一半) 2= 大多数时候(大于一半) 1= 几乎经常或经常 0= 从没有尝试插入
18. 在过去的 4 周里,在阴道性活动(阴道插入)后,您有多少次经历疼痛或不舒服	5= 几乎没有或没有 4= 有些时候(小于一半) 3= 有时(大概一半) 2= 大多数时候(大于一半) 1= 几乎经常或经常 0= 从没有尝试插入
19. 在过去的 4 周里,您认为在您阴道插入时或过后不舒服或疼痛的比例大概是多少	5= 非常低 4= 低 3= 轻微的 2= 高 1= 非常高 0= 从没有尝试插入

表 2-13-13　中文版女性性功能量表（FSFI）域分数和全量表得分

领域	问题	评分范围 / 分	因素	最小得分 / 分	最大得分 / 分	分值 / 分
欲望	1, 2	1～5	0.6	1.2	6.0	
性唤起	3, 4, 5, 6	0～5	0.3	0	6.0	
润滑度	7, 8, 9, 10	0～5	0.3	0	6.0	
性高潮	11, 12, 13	0～5	0.4	0	6.0	
满意度	14, 15, 16	0/1～5	0.4	0.8	6.0	
疼痛	17, 18, 19	0～5	0.4	0	6.0	
全量表评分范围				2.0	6.0	

注：得分≤26.55 分被视为女性性功能障碍。

5. 体格检查　初步评估常规检查的患者，标准的实验室检查或影像学检查不是必需的，所以临床医师要特别注意与性功能相关的体格检查。为建立信任及取得配合，检查中的每一个步骤都需加以解释并经过患者同意（表 2-13-14）。

表 2-13-14　性功能评估中相关的体格检查

	项目	表现
外生殖器	外阴皮肤弹性、厚度、颜色、完整度	硬化性苔藓，萎缩，皮肤病情况
	阴毛的量和分布	雄激素水平
	阴唇异常	以前的情况，先天性变异，阴蒂增大
	棉签试验	外阴和前庭的疼痛映射
	处女膜与尿道异常	尿道憩室
	前庭、尿道旁腺、前庭大腺	囊肿或脓肿
	窥器检查	阴道 pH 值、外阴微生物培养、萎缩的检查、脱垂的评估
单手 / 双合诊检查	尿道外口评估	收缩、放松能力，触痛，瘢痕
	膀胱、尿道、提肌、盆底的评估	肌张力评估，触痛和触发点
	子宫、附件、直肠阴道检查	触诊评估活动性，直肠子宫陷凹的固定，子宫骶韧带，阴道长度与脱垂
全身检查	贫血、内分泌紊乱表现评估	苍白，毛发脱落，甲状腺肿大，皮纹
	结缔组织疾病表现评估	与干燥综合征一致的皮肤干燥，硬皮病，其他情况
	运动或感觉障碍的评估	神经系统疾病，关节炎，慢性疼痛、纤维肌痛

（二）学生实训

学生 2 人一组，1 人做治疗师，1 人做患者（须有性生活史，无阴道流血、无皮肤破溃及感染），模仿老师操作。老师进行纠错与再示范，直至学生操作正确。

四、适应证、禁忌证和注意事项

（一）适应证

1. 就诊主诉与性功能障碍相关的女性患者。

2. 盆底功能障碍性疾病患者，包括子宫阴道脱垂、尿失禁、大便失禁、女性 CPP、盆底肌筋膜疼痛综合征等。

3. 产后恢复正常性生活常规随诊的产妇，盆底术后恢复正常性生活患者。

（二）禁忌证

1．外阴、阴道器质性疾病，如外阴表面损伤破溃、外阴肿瘤、阴道炎症、阴道流血、阴道肿瘤、先天性阴道畸形（阴道闭锁或阴道纵隔）等。

2．无性生活者、全身器官衰竭者等。

（三）注意事项

1．帮助患者正确认识性功能障碍，加强患者性知识的指导，纠正患者错误的性观念及性交方法。

2．注意药物或其他疾病的影响，仔细询问病史及体格检查，排除内外科疾病对性功能的影响。

3．当选择问卷调查时，必须考虑到希望实现的目标以及需要寻找的一般或者具体条件的信息，根据患者的实际情况选择合适的量表。

4．整个咨询治疗活动环境应当明亮整洁，私密性良好，使患者感到被理解和尊重。

推荐阅读文献

[1] 蓝湘鑫，张远丽，李霞，等．美国妇产科医师协会《女性性功能障碍管理指南》解读．中国实用妇科与产科杂志，2020，36（7）：633-636.

[2] 廖秦平，李婷．女性性功能障碍的分类及定义．国际妇产科学杂志，2013，40（5）：395-398.

[3] CLAYTON A H，VALLADARES E M. Female sexual dysfunction. Med Clin North Am，2019，103（4）：681-698.

[4] GIRALDI A，RELLINI A，PFAUS J G，et al. Questionnaires for assessment of female sexual dysfunction：a review and proposal for a standardized screener. J Sex Med，2011，8（10）：2681-2706.

[5] PYKE R E，CLAYTON A H. Assessment of sexual desire for clinical trials of women with hypoactive sexual desire disorder：measures，desire-related behavior，and assessment of clinical significance. Sex Med Rev，2018，6（3）：367-383.

（李香娟）

第三篇 盆底康复治疗技术与操作规范

第一章

盆底运动治疗技术与操作规范

第一节 盆底肌群凯格尔运动治疗

盆底肌群凯格尔（Kegel）运动治疗即为盆底肌的收缩 - 放松运动，其目的在于促进盆底组织血液循环，恢复盆底本体感觉，增强盆底肌的肌力和耐力；对产后女性出现的尿失禁、盆腔器官脱垂、阴道松弛等进行治疗，有着良好的效果，对于男性的前列腺疼痛、前列腺增生症和前列腺炎也有一定的治疗效果。

一、教学目的

1. 熟悉盆底肌群凯格尔运动治疗的治疗作用、作用机制、适应证、禁忌证、操作方法及流程。
2. 掌握盆底肌群凯格尔运动治疗的动作要领以及语言指导方法。
3. 教学学时　0.5 学时，教师示范、学生操作及教师纠错各三分之一。

二、教学准备

瑜伽砖（或用软垫等类似物品代替）、治疗床或治疗椅。

三、操作规范

（一）教师示范

凯格尔运动治疗可在任何姿势下进行，注意要在排空膀胱的状态下进行锻炼。早期训练时，如果患者盆底本体感觉缺失，盆底肌严重松弛，可以通过双腿夹紧瑜伽砖（可用软垫等物品替代）辅助收缩盆底肌以找到盆底肌收缩的感觉。

1. 收缩 - 放松　盆底组织闭合向肚脐方向提拉，持续 3～5 秒，然后放松到至少同样长度时间，重复 10 次。

2. "电梯"运动　整个运动像乘坐"电梯"一样，指导患者想象盆底肌的收缩 - 放松过程，随盆底肌的收缩控制逐渐由一层开始逐层提升，放松时又由顶层逐层放下。整个过程需要患者集中注意力去感受肌肉的收缩 - 放松的控制。

3. 快速收缩或变速收缩　患者经过系统性的锻炼后盆底肌逐渐变得强壮，此时需要增加运动的难度，进一步提升盆底肌功能。令患者不断改变盆底肌的收缩 - 放松速度，进一步提升盆底肌的力量以及骨盆带肌肉的稳定性。整个训练过程维持正常的呼吸频率并保持辅助肌群放松，每组重复 15～20 次。

（二）学生实训

学生 2 人一组，1 人做治疗师，1 人做患者（须有性生活史，无阴道流血、无皮肤破溃及感染），模仿老师操作。老师进行纠错与再示范，直至学生操作正确。

四、适应证、禁忌证和注意事项

（一）适应证

1. 盆底肌本体感觉缺失造成的压力性尿失禁。

2. 女性产后出现的膀胱脱垂、性功能障碍、慢性盆腔痛等常见功能障碍。

3. 男性的前列腺疼痛、前列腺增生症和前列腺炎等疾病。

（二）禁忌证

1. 产后有严重脏器疾病、内分泌以及代谢疾病。

2. 有出血倾向、传染病、高热。

3. 严重盆底肌损伤、大出血。

4. 产后贫血、严重体弱者。

5. 神经源性尿失禁。

6. 严重生殖器及尿路感染。

（三）注意事项

1. 产妇在产后进行凯格尔运动时如果出血增加或转为鲜红色，运动要暂停，及时寻求医疗帮助。

2. 重视运动前热身和运动后热身。

3. 个体化制订方案，运动量遵循循序渐进的原则。

4. 运动前后，要做好足够的心理准备，适当辅助放松运动。

推荐阅读文献

[1] 王于领，李奎，林科宇，等. 治疗性运动实验手册. 广州：中山大学出版社，2020.

[2] ESPINO-ALBELA A，CASTANO-GARCIA C，DIAZ-MOHEDO E，et al. Effects of pelvic-floor muscle training in patients with pelvic organ prolapse approached with surgery vs conservative treatment：a systematic review. J Pers Med，2022，12（5）：806.

[3] HUANG Y C，CHANG K V. Kegel exercises. Florida：StatPearls，2022.

[4] SPARACO M，BPNAVITA S. Pelvic floor dysfunctions and their rehabilitation in multiple sclerosis. J Clin Med，2022，11（7）：1941.

（王于领　张子平）

第二节　核心肌群运动治疗

"远端活动的前提是近端稳定"很好地描述了深层椎体之间肌群以及表层脊椎肌群对于运动稳定性与运动功能表现的重要性。如果核心肌肉在主动运动时神经肌肉募集模式变化、延迟，或者出现核心肌肉耐力下降的现象，往往会表现出盆底功能障碍，以及慢性腰痛、慢性颈痛等慢性肌肉骨骼疼痛。通过核心肌群运动治疗技术，改善个体对于核心肌群的控制能力，使个体在日常生活活动以及接受各种挑战性运动时能够形成自动稳定的核心肌群运动模式，盆底功能障碍、慢性腰痛、慢性颈痛等也会随之缓解。

一、教学目的

1. 熟练掌握核心肌群解剖结构与肌动学原理。
2. 熟练掌握核心肌群运动治疗技术的治疗原理及操作方式。
3. 熟练掌握核心肌群运动治疗的主要训练动作及关键动作要领。
4. 教学学时　0.5学时，教师示范、学生操作及教师纠错各三分之一。

二、教学准备

瑜伽垫、瑜伽球、弹力带，生物压力反馈仪。

三、操作规范

（一）稳定性训练

1. 腹横肌激活

（1）在治疗时令患者以膝-手四点撑位的姿势，可以利用重力作用于腹壁的效应，帮助患者控制腹横肌的收缩。仰卧屈膝（膝关节屈曲70°～90°，双足平踩于治疗床面）、俯卧或半倾斜姿势对患者较舒适的，重要的是要尽快让患者恢复至坐姿及站姿下的功能活动训练。

（2）以动作示范教导患者，口语提示及触觉诱发，令患者想象肌肉包裹住躯干，当肌肉被活化时，腰线会向内缩。

（3）治疗师可在髂前上棘远端及腹直肌外侧触摸到腹横肌，腹内斜肌收缩时可以感到肉鼓起，腹横肌收缩时可感到扁平的张力，目标是要在腹内斜肌收缩极小或没有收缩的情形下活化腹横肌。治疗师可通过触摸腹横肌，及时向患者反馈，提升训练效率。

（4）令患者将脊椎维持在正中姿势，并尝试在缓慢地缩小腹及内凹腹肌的方式下持续控制脊柱以及骨盆稳定。指示患者吸气、吐气再缓慢地将肚脐向内向脊椎缩入使腹部凹进，正确执行时不会有代偿动作模式，即很小或几乎没有骨盆动作（骨盆后倾）、下肋骨外翻或下压，胸廓没有吸入或抬举的动作，腹壁没有鼓起，足部的压力也没增加。

（5）若患者活化腹横肌有困难，可用生物压力反馈仪辅助患者进行腹横肌激活训练。

2. 腰椎稳定运动　腰椎稳定运动主要提升腰方肌的稳定性。令患者侧卧位，以手肘支撑身体，接着将骨盆抬离床面，以下方膝关节外侧支撑下半身，可等长收缩或间歇性维持姿势。可通过令患者以手掌支撑上半身，手肘伸展，以及用足部外侧作为下半身支撑提升运动难度。此外，还可以通过增加非支撑侧的肢体运动进一步进阶运动。

3. 骨盆倾斜运动　通过骨盆前后倾及钟摆运动可以激活骨盆区域的肌肉功能、灵活骨盆控制、增强骨盆稳定性。令患者平卧，屈髋屈膝脚平放于床面，双膝分开平髋。吸气骨盆前倾、腰椎前挺离开床面，呼气骨盆后倾、腰椎紧贴床面。该运动可以在坐姿或站姿位进行。

（二）动态训练

腹肌动态肌力训练：

（1）腹部蜷曲：指示患者仰卧屈膝，执行缩肚脐造成腹肌的稳定收缩，接着抬起头。进展的方式是将肩关节抬起直到肩胛及胸部离开床面，维持手臂于水平。可以指导患者通过改变手臂的姿势，由水平置于身体两侧到双手交叉放于胸前，直至双手抱头，逐步提升动作难度。

（2）骨盆提举：指示患者仰卧位，髋关节、膝关节屈曲90°，让患者将臀部抬离床面，双足用力向天花板踢起，过程中患者双手自然放置在身体两侧，但不应用双手推床面。

（3）坐姿躯干屈曲：指示患者坐位，选择合适阻力的弹力带，并固定于身体后侧，双手抓住弹力带的一端固定不动置于颈后，腹部收缩将胸廓向下靠近耻骨，并进行骨盆后倾运动。

（4）"超人"运动：指示患者俯卧位，同时抬举上肢以及下肢进行躯干伸展运动，同时头部抬起，肩胛骨向内侧收紧，臀部收缩，维持躯干稳定，同时收紧腹部。该动作可进行耐力型训练，训练可维持1~3分钟，进行3~5组；或进行动态训练，周期性地重复上述动作，每组重复10~15次，进行3~5组。

（5）坐姿躯干伸展：指示患者坐位，选择合适阻力的弹力带，并固定于身体前侧，双手抓住弹力带的一端固定不动置于颈前，腰背部肌肉收缩将肩胛骨下缘向下靠近骶骨，并进行骨盆前倾运动。

（三）功能性训练

1. 桥式运动　桥式运动需要躯干屈曲及伸展肌的稳定，并结合臀大肌及股四头肌的肌力训练以便抬举活动的执行，腹肌与臀大肌共同作用控制骨盆倾斜，而腰椎伸展肌则对抗臀大肌的拉力稳定脊椎。

（1）由患者在屈膝仰卧姿势下开始，让患者在抬起与放下骨盆的过程中专注于维持正中的脊椎姿势（髋关节屈曲及伸展），维持在拱桥姿势下做等长控制。

（2）交替手臂动作，在手上加重物进展。

（3）以在空中踏步的方式，两足交替抬起，进展的方式是将抬举下肢的膝关节伸展。当患者可以承受较大的阻力时，可以在踝关节上加上重物并与手臂动作协调。

（4）外展及内收大腿而不让骨盆垂下，可将双足放在小凳子上、座椅上或大的治疗球上，并重复拱桥活动方式，或将肩关节、颈部区域置于大治疗球上且双脚着地进展动作。

2. 膝-手四点支撑前/后移动

（1）膝-手四点支撑，让患者将臀部后移动到足跟上，再将身体向前移动到以手支撑的位置。

（2）在整个运动过程中，患者专注于将骨盆控制在正中姿势，不允许发生完全的脊柱屈曲或伸展。

3. 弓箭步

（1）患者站立位，两腿前后开立，前侧足跟与后侧足尖之间间隔约一个小腿的长度。前侧腿膝关节微屈（约130°），后侧脚尖点地，膝关节微屈（约130°），上半身重心居于两腿之间，且垂直地面，双手交叉置于胸前。

（2）前侧腿主动屈髋屈膝，同时上半身保持稳定向下移动，后侧腿伴随做屈髋屈膝运动。随着身体重心的降低，并伴随两腿屈髋屈膝幅度的加大，踝关节背屈的角度也逐渐加大，待到后侧腿膝关节呈90°时，整个动作的下降阶段结束，紧接着重心抬高恢复到起始姿势。

（3）在整个弓箭步运动过程中，骨盆始终维持在中立位置，腰椎避免出现屈曲与伸展，通过控制骨盆周围肌肉稳定核心，仅通过下肢髋、膝、踝关节的活动控制身体移动。

（4）在熟练掌握动作后，患者可以通过增加负重或上肢的功能性任务，提升动作难度。

（四）学生实训

学生2人一组，1人做治疗师，1人做患者，模仿老师操作。老师进行纠错与再示范，直至学生操作正确。

四、适应证、禁忌证和注意事项

（一）适应证

1. 产后盆底肌本体感觉障碍。

2. 久坐导致的盆底肌松弛以及下交叉综合征。

3. 慢性腰背痛。

（二）禁忌证

1. 严重的外伤、神经损伤。

2. 急性肌肉骨骼损伤。

3. 严重疼痛和平衡功能障碍。

（三）注意事项

1. 进行治疗运动前，患者应进行足够的热身以及心理准备。

2. 治疗过程中患者应保持注意力高度集中，如出现疲劳，应及时向治疗师反映，进行休息。

3. 治疗后患者应进行充分的身体放松运动，保证充分睡眠与适当的营养补充。

推荐阅读文献

[1] 陈佩杰, 王人卫, 张春华, 等. 健康体适能评定理论与方法. 上海：上海教育出版社, 2013.

[2] 王于领, 李奎, 林科宇, 等. 治疗性运动实验手册. 广州：中山大学出版社, 2020.

[3] OLIVA-LOZANO J M, MUYOR J M. Core muscle activity during physical fitness exercises: a systematic review. Int J Environ Res Public Health, 2020, 17（12）：4306.

（王于领　张子平）

第三节　呼吸肌运动治疗

呼吸肌功能与患者的心肺功能息息相关。盆底功能障碍的患者（如产妇、长期久坐人群）心肺功能往往存在着不同程度的下降。在充分了解患者的个体情况与危险因素后，针对孕妇、产妇、久坐人群制定个性化的呼吸肌运动治疗处方，能够针对性地改善患者的呼吸肌功能。

一、教学目的

1. 熟练掌握呼吸肌的解剖结构以及肌动学原理。

2. 熟练掌握呼吸机运动治疗技术的关键动作以及基本原理。

3. 教学学时　3学时，教师示范、学生操作及教师纠错各三分之一。

二、教学准备

压力阈值呼吸训练器，遥测肺功能仪，体重秤，心肺运动测试系统，踏车运动试验系统，功率自行车，可移动的椅子。

三、操作规范

（一）吸气肌训练

该技术用于吸气肌力量和耐力降低的患者（最大吸气压小于 60cmH$_2$O），通过在吸气时施加阻力进行吸气肌抗阻训练，从而提高力量和耐力。

1．患者取舒适坐位或站立位，治疗师在旁指导。

2．患者手持压力阈值呼吸训练器，口含接口处，首先测试最大吸气压（PI$_{max}$）。

3．根据 PI$_{max}$ 调节压力阻力，起始阻力为 30% PI$_{max}$，根据患者训练目的调整。如训练力量，压力目标值调为 80%～90% PI$_{max}$；如训练力量与耐力，压力调为 60%～80% PI$_{max}$；如训练耐力，压力调为 60% PI$_{max}$。

4．患者含住接口进行深呼吸训练，每一回合训练 2 分钟休息 1 分钟，再继续训练 2 分钟，如此训练 5～7 回合。时间约为 20 分钟。

5．每日训练 1～2 次，每周训练 3～5 日。

（二）有氧运动

有氧运动是呼吸肌运动治疗的重要组成部分，是改善患者呼吸肌功能，提升患者心肺能力的最佳治疗手段。治疗处方应基于患者的评估情况，结合治疗的短期和长期目标，制订个性化的训练方案。

1．有氧运动能力评估

（1）极量运动测试：又称症状限制最大递增运动测试，是指受试者尽最大努力（精疲力竭）时或者其他临床指标提示达到最大运动量时的运动。最常用的极量运动测试设备包括踏车功率计及平板运动试验检测设备。

（2）极量运动的测试步骤：以遥测肺功能仪利用踏车功率计进行测试的操作为例。

1）询问受试者病史、相关检查结果及药物使用情况，记录患者基本信息。

2）运动测试前应严格筛查受试者是否存在运动试验的禁忌证（表 3-1-1）。

表 3 1-1　极量运动测试的禁忌证

分类	禁忌证
绝对禁忌证	1．近期发生的静息心电图显著变化，提示有明显的心肌缺血、新发的心肌梗死（2 日内）或其他急性心脏事件 2．不稳定型心绞痛 3．未控制的心律失常且诱发症状或血流动力学不稳定 4．有症状的严重主动脉瓣狭窄 5．未控制的症状性心力衰竭 6．急性肺栓塞或者肺梗死 7．急性心肌炎或心包炎 8．可疑或者已知的夹层动脉瘤 9．急性全身性感染，合并发热、全身疼痛或淋巴结肿大
相对禁忌证	1．左主冠状动脉狭窄 2．中度狭窄性心脏瓣膜疾病 3．电解质异常（如低钾血症或低镁血症） 4．严重的高血压（如静息收缩压 >200mmHg 和 / 或舒张压 >110mmHg） 5．心动过速或心动过缓 6．肥厚型心肌病及其他形式的流出道梗阻

续表

分类	禁忌证
相对禁忌证	7. 会因运动加重的运动神经类、肌肉骨骼或风湿性疾病
	8. 高度房室传导阻滞
	9. 室壁瘤
	10. 未控制的代谢类疾病（如糖尿病、甲状腺毒症或黏液性水肿）
	11. 慢性传染性疾病（如 AIDS）
	12. 精神或身体功能受损导致不能完成运动
	注：当评估后认为受试者参与运动测试的利大于弊时，相对禁忌证患者可酌情接受运动测试

3）告知运动测试的目的及风险，受试者签署运动测试知情同意书。

4）受试者准备：更换舒适的衣服和鞋子，处理好电极安放部位的皮肤，胸毛多者剃除，用细砂纸轻轻擦去电极安放部位皮肤角质层，用酒精再次擦去油脂至皮肤微红为止，安放心电图电极。心电图电极安放位置：胸壁 $V_1 \sim V_6$ 导联电极位置与常规心电图检查相同，肢体导联尽可能在躯干的边缘。

5）设备准备：开机预热 30 分钟，实验室总体环境准备，完成空气定标、标准气体定标、容量定标。

6）定标完成以后，将受试者基本信息录入测试系统。

7）测试静态肺功能：向受试者说明静态肺功能测试要点，观看视频或者演示，接着测试。

8）运动测试准备：佩戴面罩，将踏车功率计座位调整至合适高度，受试者坐在踏车功率计上，选定合适的运动测试方案。常用方案为 Ramp 方案，每分钟递增功率可通过公式计算（表3-1-2）。准备进入运动测试阶段。

表3-1-2　应用公式计算 Ramp 方案中每分钟递增功率

项目	公式
公式一	无负荷 VO_2（ml/min）=150+[6× 体重（kg）]
公式二	非体力劳动男性：峰值 VO_2（ml/min）=[身高（cm）－年龄（岁）]×20
	非体力劳动女性：峰值 VO_2（ml/min）=[身高（cm）－年龄（岁）]×14
公式三	每分钟递增功率（W）=[峰值 VO_2（ml/min）－无负荷 VO_2（ml/min）]/100

9）静息阶段：受试者于踏车功率计上静坐 3 分钟，其间监测受试者心率、血压、血氧饱和度、心电图和气体代谢等指标。

10）热身阶段：静息阶段以后，受试者需进行 2～3 分钟热身运动，其间监测受试者心率、血压、血氧饱和度、心电图和气体代谢等指标。

11）运动阶段：按照运动测试方案指导受试者运动，直到受试者出现运动终止的指征（表3-1-3），进入恢复期，其间监测心率、血压、血氧饱和度、心电图、气体代谢和自我感觉疲劳程度等指标。

表3-1-3　极量运动测试的终止指征

序号	终止指征
1	出现心绞痛或心绞痛类似症状
2	随运动负荷的增加，收缩压不升反而较基线下降大于 10mmHg
3	血压的过度增加：收缩压大于 250mmHg 或舒张压大于 115mmHg
4	气短、气喘、下肢疼挛或跛行
5	低灌注的表现（如共济失调、头晕、苍白、发绀、冒冷汗或呕吐）

序号	终止指征
6	随运动负荷的增加，心率不增加
7	心律的明显变化
8	患者要求停止
9	身体或语言上表现出严重疲劳
10	测试设备故障

12）恢复阶段：受试者继续在踏车功率计上无负荷运动2～3分钟，接着静坐2～3分钟，其间持续监测心率、血压、血氧饱和度、心电图、气体代谢和自我感觉疲劳程度等指标。

13）恢复阶段完成，为受试者卸下身上所有设备，并请受试者告知运动阶段结束时，最不能耐受的症状，接着请受试者换回个人衣服和鞋子，在实验室留观15分钟。

14）分析受试者测试数据，整理检查报告，测试结束。

15）测试中注意事项：受试者如果在测试中出现任何明显不适，应分析情况予以处理；若未达到终止指征，但受试者主动提出终止试验，应立刻停止试验；运动测试恢复阶段，应连续监测运动后心率、血压至少5分钟，如果出现异常反应，应延长恢复阶段；应让受试者在低强度负荷（如步行速度在53.6m/min，坡度为0；自行车转速为50～60r/min，负荷为0W）下整理活动；主动恢复可减少运动后低血压发生的风险；如果受试者出现不适症状，或有急性情况发生，应让受试者处于坐位或卧位，被动整理活动。

2.运动处方六要素　安全有效的运动处方包括六大要素，分别是运动频率、运动强度、运动时间、运动形式、运动量和运动进阶。有氧运动处方循证推荐方案如下（表3-1-4）。

表3-1-4　有氧运动处方循证推荐方案

运动处方六要素	循证推荐内容
运动频率	不少于每周5日中等强度运动训练；或不少于每周3日高强度运动；或中等和高强度运动结合进行，每周3～5日
运动强度	1.对于大多数成年人，推荐中等强度和/或高强度运动 2.对于去适应状态的个人，轻度到中等强度运动可能更有益
运动时间	1.对于大多数成年人，每日30～60min有目的的中等强度运动，或每日20～60min高强度运动，或每日结合中等强度和高强度运动 2.对于生活方式以坐位为主的个人，少于每日20min的运动可能是有益的
运动形式	1.推荐进行大肌肉群持续性、节律性、有规律且有目的的运动 2.运动可以持续进行，也可以分段进行，或者多段（不少于10min）的运动累计达到每日的期望运动时间和运动量 3.对于非常虚弱的患者，每段运动时间低于10min也可能对机体产生较好的适应性变化
运动量	1.推荐目标运动量为每周500～1 000METs 2.每日至少增加2 000步，每日至少7 000步，是有益的 3.对于不能或无意愿达到这个运动量的个人，低于这个运动量的运动也是有益的
运动进阶	1.通过调整运动持续时间、运动频率和/或运动强度，可以渐进性增加运动量，直到达到期望的运动目标 2."低强度开始，慢慢进阶"的策略可能可以提高依从性和降低肌肉骨骼损伤、心脏不良事件的发生风险

注：MET，以安静、坐位时的能量消耗为基础，表达各种活动时相对能量代谢水平。每千克体重从事1分钟活动，消耗3.5ml的氧气，代表的运动强度为1MET。

3. 有氧运动类型　推荐进行大肌肉群、有节律、至少中等强度且方法简单的有氧运动训练以改善所有成年人的体适能和心肺功能；对于拥有适当技能和需要从事特定体力活动的个人，推荐进行特定运动类型或高强度的运动训练。可起到改善和维持体适能的体力活动类型见表 3-1-5。

表 3-1-5　有氧运动类型

运动类别	运动描述	适用人群	举例
A	需要极少量技能或体适能的耐力运动	所有成年人	步行、休闲、水中有氧运动、慢节奏的舞蹈
B	需要极少量技能的高强度运动	适用于平时有活动习惯和 / 或达到平均体适能水平的成年人	慢跑、跑步、划船、有氧操、室内单车、楼梯机、快节奏的舞蹈
C	需要技能的耐力运动	适用于已经具备活动相关技能和 / 或达到平均体适能水平的成年人	游泳、越野滑雪、滑冰
D	休闲体育运动	适用于有规律运动习惯且达到评估体适能水平的成年人	持拍运动、篮球、足球、下山滑雪、徒步

4. 有氧运动的实施程序　有氧运动处方实施一般包括热身阶段、运动阶段、整理活动阶段。

（1）热身阶段：机体从休息期进入运动期需要一个过程，这个过程有利于身体各方面进入运动状态，满足运动时期的生理、生物力学和生物能量学需求。建议至少进行 5～10 分钟低至中等强度的心肺和肌肉耐力运动。

（2）运动阶段：有氧运动阶段是运动计划中体适能锻炼部分，主要内容包括运动频率、运动强度、运动时间、运动量和运动进阶。运动训练方式的选择应主要考虑所从事的运动可以刺激每搏心输出量和心排血量，增加肌肉群循环和有氧代谢，且运动必须在个人可耐受范围，高于引起适应性反应的阈值，低于可造成临床症状的运动水平。建议至少进行 20～60 分钟有氧运动，每段 10 分钟。

（3）整理活动阶段：整理活动阶段目的是避免运动突然停止时大量的血液反淤积在四肢，以维持静脉回流；预防心排血量及静脉回流量的下降，保证心脑供血，预防晕厥；促进代谢废物的排出，带走多余的热量，利于身体功能的恢复；预防心肌缺血、心律失常和其他心血管并发症。整理活动期的运动内容与热身期类似，包括全身性的运动，如体操和静态牵伸，可持续 5～10 分钟。

5. 有氧运动的注意事项　运动时要注意心血管反应，保证充分热身和整理活动，预防运动损伤和心血管事件的发生。如果在运动中出现胸闷、胸痛、呼吸困难、眩晕、视物模糊等症状和体征，应立即中止运动。

（三）学生实训

学生 2 人一组，1 人做治疗师，1 人做患者，模仿老师操作。老师进行纠错与再示范，直至学生操作正确。

四、适应证、禁忌证和注意事项

（一）适应证

1. 稳定型的、轻度的心血管疾病。

2. 非急性期的呼吸系统疾病。

3. 长期卧床者、缺乏运动者等。

（二）禁忌证

1. 各种疾病的急性期和进展期。

2. 严重的心血管功能疾病。

3. 严重的骨质疏松者。

4. 主观能力差和感知功能失常者。

（三）注意事项

1. 运动中出现单发的房性或室性期前收缩，需密切观察。

2. 如出现严重的室性心律失常：成对的室性期前收缩、频发室性期前收缩或室性心动过速、心室颤动，房性心动过速、心房颤动、心房扑动，二度或三度房室传导阻滞，应立即中止运动，必要时给予适当的医疗处理。

3. 饭前或饭后1小时内不要进行大强度运动，热水浴宜运动后30分钟进行。

推荐阅读文献

[1] 王于领, 李奎, 林科宇, 等. 治疗性运动实验手册. 广州: 中山大学出版社, 2020.

[2] MURPHY R M, WATT M J, FEBBRAIO M A. Metabolic communication during exercise. Nat Metab, 2020, 2（9）: 805-816.

[3] RIEBE D. ACSM's resource manual for guidelines for exercise testing and prescription, 10th ed. Philadelphia: Wolters Kluwer Health, 2016.

[4] WASSERMAN K, HANSEN J, SUE D Y, et al. Principles of exercise testing and interpretation: including pathophysiology and clinical applications, 5th ed. Philadelphia: Wolters Kluwer Health, 2011.

（王于领　张子平）

第四节　骨盆与脊柱矫正训练

长期受盆底功能障碍性疾病侵扰的患者必然伴随着盆底肌本体感觉的缺失，随之而来的核心肌群紊乱则会让患者长期受到慢性盆腔痛、慢性腰痛等肌骨疼痛的侵扰。长期疼痛带来的异常姿势则会进一步影响患者的姿态，尤其是骨盆与脊柱的结构改变。而针对性的矫正训练能够有效纠正异常姿态。

一、教学目的

1. 熟练掌握骨盆与脊柱的解剖结构以及肌动学原理。

2. 熟练掌握骨盆与脊柱矫正训练技术的治疗理念以及基本原理。

3. 教学学时　2学时，教师示范、学生操作及教师纠错各三分之一。

二、教学准备

瑜伽球、弹力带、瑜伽垫、毛巾、沙袋、椅子。

三、操作规范

（一）脊柱与骨盆的运动感知觉训练

患者通过对脊柱与骨盆的控制训练，进一步感知脊柱与骨盆在各种姿势与动作下的感觉，增强对核心肌肉的控制能力，并充分结合躯干和肢体的动作，增加对脊柱与骨盆的运动感知能力。

1. 患者由仰卧或屈膝仰卧位开始，接着采取坐位、站位及手-膝四点撑位。教导患者在舒适的动作范围内完成骨盆前倾或后倾的动作。

2. 患者可以让骨盆与脊椎在关节活动度内活动，指示患者找出能缓解症状的姿势。

3. 若患者无法作出主动动作及控制，可采用被动体位，让患者采取以下各个姿势，并将脊椎姿势及其感觉进行统合。

（1）仰卧时，采取立膝位，骨盆后倾，轻度伸展下肢，或在腰椎下方置入小卷毛巾造成骨盆前倾；

（2）坐位时更易导致腰椎屈曲，若伸展会比较舒适，提示患者可使用腰椎枕作为支撑；

（3）站位时通常保持脊椎伸展，若是需要屈曲脊椎，可指示患者站立时将一脚踩在凳子上，辅助患者将脊柱维持在屈曲位。

（二）核心肌力训练

1. 球上核心稳定运动

（1）球的高度适中，坐位下高度不低于膝关节。双脚分开，屈膝，股骨平行于地面，双手交叉抱于胸前，做球上骨盆前倾、球上骨盆后倾、球上骨盆右倾、球上骨盆左倾。

（2）坐姿中立位，坐于瑜伽球上，双脚分开与髋平齐，屈膝足够平稳置于地面（或不平稳训练物上），配合呼吸缓慢单腿抬起并保持稳定，左右腿交替训练。

（3）在稳定后可通过为患者增加外部阻力提升动作难度。令双脚分开与髋平齐，屈膝足够平稳置于地面，治疗师在患者体侧，给予患者各方向一定的拉力，令患者在对抗弹力带拉力的情况下保持球上坐姿稳定。

2. 鸟狗式（"超人"动作）

（1）患者屈髋屈膝，膝-手四点跪位，上下肢左右分开与髋平齐，双膝双手均垂直置于床面，腹部内收，保持脊椎与场地地面平行；可在保持该姿势下进行腹式呼吸。

（2）在四点跪位平衡的基础上，抬起一侧上肢和对侧下肢至与床面平行，保持脊椎与地面平行，保持平衡。整个运动过程尽可能保证骨盆与腰椎处于中立位。

3. 臀部肌肉运动 因盆底功能障碍性疾病患者的体态存在特征性改变，骨盆过度前倾，臀部肌肉被拉长，靠膝关节过伸来维持平衡和步行，通常会表现出臀中肌、臀大肌的肌力下降，同时也是骨盆不稳定而致骶髂关节疼痛的原因之一。通过增强臀部肌肉肌力和耐力可改善骨盆和腰椎的不稳定，缓解疼痛。

（1）臀中肌的训练：患者侧卧，髋膝关节轻度屈曲，双腿并拢，上方腿足跟置于下方腿足跟处。训练过程中避免出现躯干的旋转代偿。

（2）臀大肌的训练：患者单腿站立，令患者后伸对侧髋关节。训练过程中患者脊柱保持中立位，避免后伸髋关节过程出现腰椎伸展。可通过对活动侧下肢增加负重或弹性阻力增加训练强度。负重侧的髋周肌肉则需要等长收缩维持骨盆稳定，避免骨盆出现侧倾以及旋转。

（三）呼吸训练

在训练过程中闭气能够有效地增加核心的稳定性，但在运动过程中长期闭气会造成患者出现眩晕、高血压等不良反应，而正确的呼吸频率与节奏能够辅助患者更好地锻炼到目标肌群。因此，对呼吸的掌握是运动控制的关键。

1. 呼吸节律　以弓箭步为例：在下蹲过程中，即肌肉离心收缩过程中，进行吸气，维持腹部压力提升核心稳定性；在起立过程中，即肌肉向心收缩过程中，进行呼气，协同肌肉收缩。而在进行以等长收缩为主的训练时，需要患者保持规律性的呼吸节奏，切忌长时间闭气。

2. 腹式呼吸训练　患者仰卧位或坐位。腹部放松，用鼻子缓慢吸气，使腹部隆起；缩唇呼气，同时收缩腹肌，促进横膈上抬。吸气时间∶呼气时间约为 1∶2，每次练习 1～2 分钟，熟练后逐渐增加至每次 10～15 分钟，每日锻炼 3 次。

（四）学生实训

学生 2 人一组，1 人做治疗师，1 人做患者，模仿老师操作。老师进行纠错与再示范，直至学生操作正确。

四、适应证、禁忌证和注意事项

（一）适应证

1. 盆底功能障碍，盆底肌本体感觉异常。

2. 慢性腰背部疼痛。

3. 脊柱、骨盆姿态异常。

（二）禁忌证

1. 各种疾病的急性期和进展期。

2. 严重的心血管功能疾病。

3. 严重的骨质疏松者。

4. 主观能力差和感知功能失常者。

（三）注意事项

1. 进行治疗运动前，患者应进行足够的热身以及心理准备。

2. 治疗过程中患者应保持注意力高度集中，如出现疲劳，应及时向治疗师反映，休息。

3. 治疗后患者应进行充分的身体放松运动，保证充分睡眠与适当的营养补充。

推荐阅读文献

[1] 南小峰,谢华,王佳齐. 德国施罗斯矫形体系治疗脊柱侧弯. 杭州：浙江工商大学出版社,2018.

[2] 王于领,李奎,林科宇,等. 治疗性运动实验手册. 广州：中山大学出版社,2020.

[3] HAGEN S, STARK D. Conservative prevention and management of pelvic organ prolapse in women. Cochrane Database Syst Rev,2011,12：CD003882.

（王于领　张子平）

第二章

盆底作业治疗技术与操作规范

盆底作业治疗是指作业治疗师根据患者作业需求,通过任务导向性作业活动训练、环境调整、功能调适,提高他们的能力,以便他们参与想要做、需要做或者期望做的作业活动,或通过改变作业活动或改良环境来更好地提升他们的作业表现,减少盆底疾病复发的概率。

一、教学目的

1. 结合患者具体情况和临床诊断,有针对性地进行健康宣教,并根据患者的治疗表现给予适当家庭生活指导训练,调整其生活方式。

2. 教学学时 0.5 学时,教师示范、学生模拟操作及教师纠错各三分之一。

二、教学准备

移动式物理治疗床,病号服、带靠背的椅子、可移动的患者餐桌、软硬适中的棉花枕头、骨架模型。

三、操作规范

(一)教师示范

1. 教师对受试者进行访谈 了解受试者基本信息,包括 24 小时生活行为,职业,运动爱好,病史,发病时间,是否存在疼痛、疼痛部位、疼痛评分以及其他相关疾病史等,评估其日常生活活动(ADL)能力与生活受限,及其迫切想改善的功能障碍。

2. 对患者迫切想改善的功能障碍相关的作业活动进行活动分析。包括:此活动中的正常运动是什么?该活动由哪些单独的动作组成?哪些运动会引起该患者疼痛?通过活动分析提供干预的方式,确定如何正确执行此活动,以避免导致疼痛的姿势;同时考虑环境是否可以改变,以使其顺利完成活动;通过作业活动分析设计作业任务训练。

3. 作业干预形式是以日常生活为根本出发点,以日常作业活动为训练方法,目的是促进患者在不同生活领域重建生活能力、生活意志及生活方式。这些训练活动可在医院的模拟环境进行,也可在患者家居或实际生活环境进行。作业治疗师可引导患者主动参与整项作业活动,促进其重建生活能力。

4. 需要结合其盆底功能障碍情况、临床诊断及其生活受限,有针对性地进行健康宣教,并根据患者的盆底功能障碍治疗表现给予适当家庭生活指导训练,调整其生活方式,并进行健康宣教和心理支持。

(1)健康宣教

1)与职业表现有关的正常背部解剖和背部运动生理学教育。

2)在职业表现中采用脊柱中立位姿势维持背部稳定,以减少疼痛。

3)基础身体力学教育,包括正确的站姿、坐姿、睡姿、行走的姿势以及日常生活中的转移和搬运等。

4）任务分析和使用人机工程学设计修改环境。

5）在使用节能方面进行培训，以保持对职业的参与。

6）利用职业增加力量和耐力。

7）疼痛管理、减压和应对策略的教育。

（2）心理疏导

（二）学生实训

学生 2 人一组，1 人模仿老师进行操作，1 人作为模特。老师进行纠错与再示范，直至两名学生均能用语言指令完成正确的动作流程。

四、适应证、禁忌证和注意事项

（一）适应证

1. 盆底功能障碍性疾病。

2. 盆底功能障碍性疾病伴有其他肌骨关节疾病。

3. 盆底功能障碍性疾病伴有其他精神类疾病。

（二）禁忌证

无绝对禁忌证，只是不同情况下介入的方法不同。

（三）注意事项

1. 询问患者信息后，注重保护患者隐私。

2. 诊疗室应保持安静，光线明亮，室温适宜。

3. 整个过程中应用平和、解释性的语气与患者沟通交流。

推荐阅读文献

[1] 窦祖林. 作业治疗学. 3 版. 北京：人民卫生出版社，2018.

[2] 李奎成，闫艳宁. 作业治疗. 北京：电子工业出版社，2019.

[3] 姚贵忠. 社会心理作业治疗. 北京：电子工业出版社，2019.

[4] HUNG H C，HSIAO S M，CHIH S Y，et al. An alternative intervention for urinary incontinence：retraining diaphragmatic，deep abdominal and pelvic floor muscle coordinated function. Man Ther，2010，15（3）：273-279.

（杨宽女）

第三章

盆底手法治疗技术与操作规范

盆底手法治疗是指在对患者进行详细、系统的指诊后，了解患者主要问题，针对患者的盆底功能障碍性疾病症状，医师对其进行盆底手法治疗（包括外阴、浅层肌群、深层肌群、阴道前壁、子宫、骶骨），再结合盆底肌训练（改良凯格尔运动）、呼吸训练等主动治疗达到更好的疗效。

一、教学目的

1. 了解盆底手法治疗原理，熟悉盆底手法治疗的适应证、禁忌证、操作方法，以及治疗前的准备工作检查。

2. 掌握盆底手法治疗的操作步骤，包括治疗时采取正确的体位，阴道指诊、肛门指诊，教会患者正确完成盆底肌收缩、肛门收缩。

3. 熟悉盆底肌浅层、深层肌群张力变化，掌握在指诊中盆底肌浅、深肌群触诊不同处的临床意义。

4. 教学学时　0.5 学时，教师示范、学生模拟操作及教师纠错各三分之一。

二、教学前准备

准备一次性垫巾、一次性乳胶手套、安尔碘消毒液、消毒毛巾、消毒棉签、润滑油等物品。

三、操作规范

盆底肌手法操作前向患者简单介绍手法的流程及适应证，缓解患者紧张情绪。指导患者取正确体位：男性、无性生活史女性，取侧卧位（双侧均可，但根据直肠走向建议左侧卧位），屈髋屈膝 90°，双膝关节下垫一薄枕头或毛巾；有性生活史女性，取仰卧位，在指诊检查前 2 小时宜排空直肠内大便，检查前排空膀胱。

（一）教师示范

1. 仰卧位盆底手法操作流程　医师清洁双手后戴上乳胶手套，用安尔碘消毒患者外阴，单手指（示指或中指）轻揉双侧球海绵体肌、会阴中心腱、会阴浅横肌；进入阴道指诊治疗须换另一指操作，以免交叉感染。进入阴道浅层肌群，牵拉双侧 5 点钟、7 点钟位置 1~2 分钟，感受此处筋膜是否粗糙。缓缓把手指转至尾骨尖位置，以尾骨至坐骨棘之间区域按揉髂尾肌、坐尾肌、梨状肌等 3~5 分钟，感受双侧髂尾肌是否对称、肌肉丰厚度是否一致。将手指转至耻骨联合外 1cm 处位置，抵住尿道膀胱沟处，轻揉尿道膀胱沟两侧；另一手小鱼际呈 20° 斜角放置在膀胱子宫衔接处，往肚脐方向稍用力上提，嘱患者双手放置在双侧肋弓角，盆底肌向肚脐提升（口令为"收缩盆底肌时想象喝奶茶时吮吸珍珠"）。

2. 侧卧位盆底手法操作流程　嘱患者侧卧位，一手置于股骨大转子处，另一手轻揉闭孔内肌、肛提肌腱弓，在按揉的同时，嘱患者髋关节外展内收时感知闭孔内肌和肛提肌腱弓的紧张、松弛（另一侧治疗同）。再转至尾骨尖处感知子宫位置，了解子宫形态（前倾或后倾、前屈或后屈；宫颈口有无偏移旋转），通过调整子宫以改善子宫血液循环。再转至骶骨处，感受骶骨前点头或后点头，一手轻触骶骨，另一指在阴道内调整骶骨。

3. 盆底肌感知训练　在进行盆底肌训练之前应先让患者正确认知盆底肌的存在，指导患者正确地进行盆底肌收缩。在收缩期间，可通过观察阴道口、肛门和会阴的皱缩和向头部拉进的运动来判断收缩情况。收缩力量较弱时，只能产生轻微的皱缩，甚至不能产生会阴的任何运动；若观察到会阴或肛门向下移动时，则表明患者在向下用力而不是做正确的盆底肌收缩（表3-3-1）。

表3-3-1　盆底肌训练参考

活动方法	频次
1. 盆底肌肌力训练 训练前先排空膀胱，进行盆底肌快肌、慢肌、耐力评估；针对不同肌力给予不同训练方法： 初期取仰卧位，屈髋屈膝，双膝之间夹一小球，嘱患者收缩时，盆底左右侧盆底肌向耻骨联合、尾骨区域聚拢，收缩时朝肚脐方向用力； 盆底肌整体肌力弱时，先激活快肌训练；慢肌及耐力差时，快肌结合慢肌训练；快慢肌及耐力都不错时，进行协调训练；当学会仰卧位盆底肌有包裹感收缩时可练习坐位、站立位收缩。每组5个收缩，每次6～8组	以仰卧位或坐姿，每日2～3次
2. 快速收缩训练 动作如"盆底肌肌力训练"，快速收缩盆底浅深肌群后快速放松，每组连做5～10次，每次5组	
3. 交替训练 随着患者能力的进步，增加协调练习，以改善激活能力和体适能表现，可选择耐力和快速激活的结合训练 耐力训练：每组耐力保持3次+快速收缩3次+休息10秒，每次5组 快速激活：5次快速收缩+5秒放松+5次快速收缩+10秒休息，每次5组	
4. 盆底肌肌力训练+呼吸训练 仰卧姿势进行，双腿弯曲，脚着地，做腹式呼吸，在呼气时（腹横肌收缩）同时做盆底肌收缩，维持6～8秒，每组10次，每日训练3组	开始盆底肌收缩的强度可为最大自主收缩强度30%～60%，逐渐提高到最大自主收缩强度为60%～70%

（二）学生实训

学生2人一组，1人做操作，1人用手模拟患者肛管或阴道。老师进行纠错与再示范，直至学生能独立正确完成流程。

四、适应证、禁忌证和注意事项

（一）适应证

1. 泌尿系统疾病　压力性尿失禁、急迫性尿失禁、充溢性尿失禁；术后尿潴留；神经源性膀胱。

2. 盆腔器官脱垂　阴道前壁膨出、膀胱脱垂、子宫脱垂、阴道后壁膨出、直肠脱垂。

3. 排便问题　功能性便秘、出口梗阻型便秘、肠易激综合征、神经源直肠。

4. 疼痛问题　骶髂关节疼痛、耻骨联合区疼痛、性交痛、原发性痛经、继发性痛经、盆底痛、盆腔淤血综合征、阴部神经痛、子宫内膜异位症、术后瘢痕粘连所致疼痛。

5. 性功能障碍　性快感缺失、性高潮障碍、勃起功能障碍、早泄等。

（二）禁忌证

1. 不明原因出血、接触性出血、肛裂、急性消化道出血。

2. 肿瘤未手术前、占位性病变，系统性红斑狼疮。

3. 女性月经期、剖宫产术后、顺产侧切、撕裂伤伤口未愈合者。

4. 精神异常不能配合交流者。

（三）注意事项

　　盆底手法治疗被认为是一项安全、疗效确切且无不良反应的治疗方法。临床上，应教育盆底功能障碍性疾病患者正视疾病，进行系统的盆底手法治疗、呼吸训练、盆底肌训练及相关肌群的训练，从而强化盆底支持系统。科学的干预措施可能有助于预防或减少出院后因为不适而再次就诊的情况。

推荐阅读文献

WEISS J M. Pelvic floor myofascial trigger points: manual therapy for interstitial cystitis and the urgency-frequency syndrome. J Urol, 2001, 166（6）: 2226-2231.

（蒋惠瑜）

第四章

盆底物理因子治疗技术与操作规范

第一节　盆底电刺激治疗

盆底电刺激疗法是一种常见的盆底功能障碍性疾病治疗手法。它是通过设备把特定参数（如频率、波宽、波幅、通断比或刺激强度）的电流，作用于神经或其支配的盆底肌等可兴奋组织，使神经或肌肉细胞发生去极化，重建盆底神经肌肉兴奋性，从而达到治疗盆底功能障碍性疾病的目的。

目前常用的盆底功能障碍性疾病的电刺激疗法有神经肌肉电刺激、经皮神经电刺激、微电流、骶神经刺激等。神经肌肉电刺激（neuromuscular electrical stimulation，NMES）可提高盆底神经肌肉的兴奋性，促进神经细胞功能的恢复，诱发肌肉收缩，增加肌红蛋白的数量、增加耐疲劳肌纤维，从而促进盆底血液循环和增强盆底肌力量；NMES 主要用于压力性尿失禁和盆底肌松弛的治疗。经皮神经电刺激（transcutaneous electrical nerve stimulation，TENS）与传统的NMES 的区别在于，NMES 主要刺激运动纤维，而 TENS 主要刺激感觉纤维；TENS 刺激频率范围一般在<10Hz（低频）到 100～150Hz（高频）之间；TENS 目前主要应用于耻骨联合分离、阴道痛、性交疼痛、腰背痛、功能性便秘、盆底痛（膀胱痛、外阴痛、肛门直肠痛）等镇痛治疗，TENS治疗急性疼痛的缓解率在 65% 左右，慢性疼痛则在 50% 左右。微电流（microcurrent therapy）是使用微安（μA）级的强度、毫秒（ms）级脉宽的电流进行刺激；其电流强度是 TENS 的千分之一，所以不会引起神经或肌肉兴奋，并且不易为人体感觉到，被称为阈下刺激；主要应用于疼痛缓解、伤口愈合、促进循环和医学美容。骶神经刺激（sacral nerve stimulation）是一种微创的新型疗法，通过介入的手段，把电脉冲作用于骶神经，刺激其所支配的效应器官，如膀胱、尿道外括约肌、肛门括约肌以及大肠等，使其恢复正常功能的一种治疗方法，用于治疗排尿功能障碍和排便功能障碍等盆底功能障碍性疾病。

一、教学目的

1. 熟悉盆底电刺激的适应证及禁忌证。
2. 掌握并能熟练运用盆底电刺激的操作。
3. 教学学时　0.5 学时，教师讲解、教师示范、学生操作及教师纠错各四分之一。

二、教学准备

盆底电刺激仪、刺激电极、洗手液、消毒湿巾、薄膜手套、垫单。

三、操作规范

（一）教师讲解

1. 直接兴奋或通过神经反射兴奋盆底的肌肉和神经　肌肉收缩和神经兴奋与肌肉收缩的耦联都是以电活动为基础。电刺激可兴奋那些在随意收缩下难以兴奋的运动单位，对生物组织产生明显作用。电刺激时，较大的运动神经元首先被激活，随着更多的运动单位参与活动，较多的快肌参与收缩，显著改善肌肉力量。长期的电刺激可导致快反应、易疲劳的Ⅱ型肌纤维向慢反应、抗疲劳的Ⅰ型肌纤维转变。因此，盆底电刺激通过导电体，发射出低频电流，刺激盆底神经和肌肉，可增加盆底肌募集数量，增强盆底肌肌力及耐力，从而改善因盆底肌松弛导致的尿失禁、大便失禁、盆腔器官脱垂、性功能障碍等盆底功能障碍性疾病的症状。

2．改善盆底局部血流循环　盆底电刺激使单位横截面上盆底肌纤维周围毛细血管数量增加、密度增大，从而使毛细血管用以物质交换的面积加大，并通过盆底轴突反射和神经肌肉反应，或促进P物质、乙酰胆碱等血管活性物质的释放，改善盆底肌血液循环。

3．缓解盆腔痛　盆底电刺激镇痛的机制是低频电流通过兴奋Aδ神经纤维以及脊髓背角胶质区等相关区域从而抑制盆腔痛觉的传导。同时低频电流也会激活内源性痛觉调制系统，促进释放γ-氨基丁酸（GABA）能神经元、5-羟色胺、阿片肽、去甲肾上腺素等递质，削弱或阻断伤害性感受传入，减轻疼痛。

（二）教师示范

目前的盆底电刺激仪内置有智能化海量治疗模式，并配备有包含病历系统、评估系统与治疗功能等完善的软件系统，由主机、电极线、治疗电极、评估电极、参考电极片、打印机等部件组成，可同时进行电刺激及生物反馈治疗。医师可以根据患者需要调整相应个体化参数，进行遥控操作。仪器操作简单方便，治疗处方可以保存及前后对照。

1．设备、器材和场地

（1）设备：盆底电刺激仪器设备种类多，医疗机构多采用大型多通道仪器。家用便携式小型仪器为单通道或多通道仪器，可以随身携带进行治疗。

（2）器材：治疗电极是盆底电刺激中释放电脉冲的关键部位，分为表面电极、经皮电极和植入电极等。表面电极因其简便、易于更换、无创等，在盆底电刺激中应用最广泛；一种为腔内电极，即阴道电极或直肠电极（图3-4-1），另一种是体表电极（图3-4-2、图3-4-3）。每个人有专用的治疗电极。

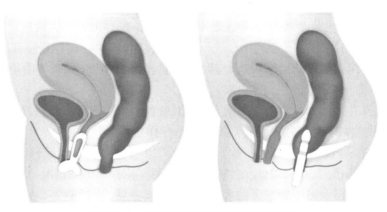

图3-4-1　阴道电极和直肠电极放置位置

阴道电极放置方法：一只手的拇指和示指捏住电极的柄部。然后将阴道电极插入至下方挡片处，保证两侧的金属片与阴道左右两侧的盆底肌充分接触。注意电极的柄部不要放入阴道内。

直肠电极放置方法：一只手的拇指和示指捏住电极的柄部，然后将电极放入肛门，以肛门最外侧口恰好位于柄部为宜。

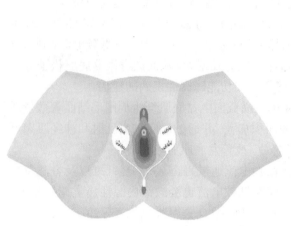

图 3-4-2　会阴部表面电极放置位置

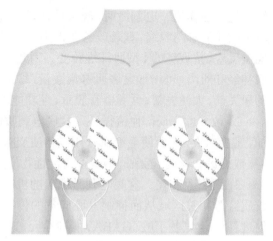

图 3-4-3　乳腺表面电极放置位置

（3）场地：盆底电刺激治疗涉及患者私密处，治疗环境应温馨舒适、温度适宜，注重保护患者隐私。

2. 操作前准备　在进行治疗前，尽可能详细地了解患者病史、评估记录及治疗记录。与患者进行深入沟通，了解患者的身心状况、疾病类型，以及相应的运动或感觉功能障碍等。由于盆底电刺激部位的特殊性，治疗师在沟通时须获得患者知情同意，向患者介绍盆底电刺激及治疗流程、治疗感觉（针刺感、肌肉震颤感、波动感）以及其缓解相关疾病症状原理，指导患者配合治疗，并告知患者治疗前提前排空二便。鉴于隐私要求，如遇异性治疗师，在患者知情同意的情况下，须安排第三方人员在场。

3. 治疗方法

（1）将阴道电极或直肠电极，放置于患者的治疗部位。参照说明书连接电极，采用患者舒适的体位，以便患者能正确感知到盆底肌的收缩，如患者有任何不适，应随时调整。初次进行评估和治疗的阴道干涩患者可使用人体润滑剂，取适量人体润滑剂涂抹于阴道电极 / 直肠电极头端。

（2）治疗过程中，电极如果容易滑落或掉出。首先，观察患者盆底肌运动模式是否正确，部分患者由于运动模式错误，在听到指令进行盆底肌收缩的时候，实际是腹部用力而非盆底肌用力，此时需及时纠正错误的运动模式。其次，测量阴道松弛度，如患者阴道宽大，可以用医用胶布固定电极或用戴手套的手固定电极。

（3）一般仪器有推荐的相应治疗方案，可根据患者的耐受程度自行选择合适的治疗参数。不同的频率、脉宽参数和治疗强度会起到不同的治疗作用。

（4）根据病情，每日一次或隔日一次，每次 20～30 分钟，根据症状缓解程度，选择合适的治疗时间。治疗频率多为 20～50Hz。治疗期间如遇月经来潮等特殊情况，应暂停治疗。

（5）治疗过程中需及时了解患者的症状变化、新发症状、不适感等，或采用相关肌电评估仪器，或徒手（POP-Q、新 PERFECT 评估）对盆底肌肌力、肌张力、耐力、疲劳度进行动态评估，及时调整治疗方案。

（6）建议电刺激治疗前和治疗一个疗程后都要评估患者盆底功能。治疗结束后应告知患者在接受盆底电刺激的同时，结合家庭自主盆底肌锻炼，提升疗效。

（三）学生实训

学生 2 人一组，1 人做患者，1 人做康复治疗师模仿老师操作。老师进行纠错与再示范，直至学生操作正确。

四、适应证、禁忌证和注意事项

盆底电刺激作用于盆底的肌肉和神经,唤醒盆底本体感受器,促进盆底血液循环,增强盆底肌肌力和耐力,增强盆底支持功能,缓解盆底慢性炎症及疼痛,临床应用广泛。

（一）适应证

1. 轻中度压力性尿失禁、尿潴留。

2. 肛门直肠功能紊乱,如松弛型便秘、肛门失禁。

3. 性功能障碍,如阴道松弛、性欲障碍、性高潮障碍和性交疼痛。

4. 盆腔器官脱垂,如轻中度子宫脱垂、膀胱脱垂、直肠脱垂、阴道膨出。

5. 盆底功能障碍及其他妇科手术前后的辅助治疗。

6. 耻骨联合分离、痛经、腰背痛和盆腔痛(膀胱痛、外阴痛、肛门直肠痛)。

7. 产后盆底松弛及盆底肌肌力弱。

8. 产后奶水不足、泌乳困难、乳汁淤积及促进泌乳反射建立。

9. 中、重度腹直肌分离。

10. 反复阴道炎、尿路感染患者非急性期。

（二）禁忌证

1. 装有心脏起搏器或严重的心律失常患者。

2. 严重认知功能障碍、未控制的癫痫患者。

3. 盆腔恶性肿瘤患者。

4. 妊娠期。

5. 会阴部伤口未愈合。

6. 会阴部急性感染者。

7. 阴道出血如月经期、产后恶露未干净、晚期产后出血或直肠出血。

8. 出血性疾病。

9. 金属过敏患者。

（三）注意事项

1. 有萎缩性阴道炎的患者可能会有阴道刺激症状。

2. 服用药物、饮酒会影响患者的感觉功能,不宜实施电刺激疗法。

3. 如果患者的感觉阈值降低,电刺激强度的感觉将不准确,敏感处肌肉可能会被灼伤。

4. 阴道或直肠电极消毒方法

（1）使用75%酒精擦拭消毒2遍,持续3分钟或使用0.55%邻苯二甲醛消毒液浸泡消毒至少5分钟,然后使用生理盐水冲洗后擦拭干净备用(注意:请不要将电极连接线浸入液体中)。

（2）请不要在治疗仪工作时,插入或者拔出电极,否则会有瞬间电击感。在输出治疗时,患者不得任意挪动体位或拉动电极线和绑带,以免接触不良,导致瞬间电击感或灼伤危险。应在打开电源开关后固定电极,在关闭电源开关之前取下电极。

（3）电极应避免放置于伤口及瘢痕组织处,以免电流过于集中引起烫伤,治疗过程中应询问患者感觉,避免烧伤。

（4）电极使用时应与皮肤或黏膜紧密、均匀接触。

（5）使用碘伏消毒液消毒电极有可能导致电极塑料基体开裂,如有开裂,禁止使用。

（6）使用前或使用中如有问题，建议向医师咨询。

推荐阅读文献

[1] 李龙坤. 尿路功能障碍的电刺激研究. 重庆：第三军医大学，2002.

[2] 刘耀丹，洪莉. 盆底电刺激技术的机制研究及临床应用进展. 中国计划生育和妇产科，2017，9（7）：21-27.

[3] ANDERSON C A，OMAR M I，CAMPBELL S E，et al. Conservative management for postprostatectomy urinary incontinence. Cochrane Database Syst Rev，2015，1（1）：CD001843.

[4] HERSH L，SALZMAN B. Clinical management of urinary incontinence in women. Am Fam Physician，2013，87（9）：634-640.

（李旭红　刘兆雪　朱丽萍）

第二节　盆底生物反馈治疗

生物反馈疗法属于一种行为调节疗法，是通过现代电子设备把一些不能或不易被身体感受到的生理和病理活动（如耻骨直肠肌痉挛）转化为声音、图像等可被或易被感知的信息，使患者能够了解自身有关活动状态，通过有意识控制自身活动来达到治疗疾病的目的。

目前用于盆底功能障碍性疾病的生物反馈主要是肌电生物反馈。骨骼肌的活动是由中枢神经系统复杂的冲动引起的，肌电常常可以通过贴附在该部皮肤表面的电极测得，肌肉的紧张程度是与肌电的高低成正比的，因此，肌电是肌肉收缩或松弛的一个直接的生理指标。肌电反馈仪把测得的肌电放大，然后整流、集合变成声光信号，告诉被试者其肌肉是相对紧张或松弛。被试者还可在声、光信号的提示下体会自己肌肉的细微变化。这种训练可以使被试者对肌肉活动获得空前的自我控制能力。

一、教学目的

1. 了解盆底生物反馈的工作原理。

2. 了解盆底功能障碍性疾病的肌电生物反馈治疗方案。

3. 熟悉盆底生物反馈的适应证和禁忌证。

4. 掌握肌电生物反馈治疗的操作步骤和注意事项。

5. 教学学时　0.5 学时，教师示范、学生模拟操作及教师纠错各三分之一。

二、教学准备

主要材料为盆底电极，电极主要用于测定和记录生物体电现象，可分为微电极、表面电极和针状电极等。盆底生物反馈多使用表面电极，一种是直肠电极（图 3-4-4）或阴道电极（图 3-4-5）；另一种是体表电极（图 3-4-6）。表面电极主要测量经皮肤表面传导的生物电势，就是两个电极间的电势差。

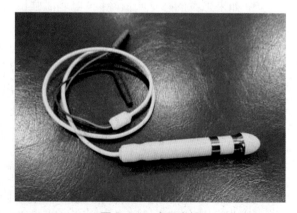

图 3-4-4　直肠电极

这种电极一般是由一个记录电极和一个地极组成。

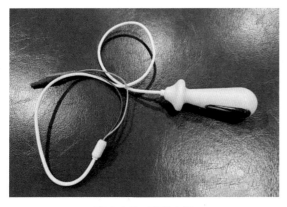

图 3-4-5 阴道电极

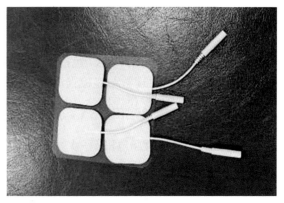

图 3-4-6 体表电极

三、操作规范

(一)教师示范

1. 准备工作

(1)环境准备:盆底生物反馈治疗涉及患者隐私,因此一个隐蔽的治疗环境是必不可少的。治疗环境应简洁舒适、空气流通、光线柔和,整体布置趋于家庭式,这有利于患者精神放松。

(2)患者告知:由于盆底生物反馈治疗部位的特殊性,治疗前必须向患者解释什么是盆底生物反馈及其治疗相关功能障碍的原理,患者应如何配合治疗,并向患者解释治疗过程中有可能出现过强的麻刺感、瘙痒感或波动感。鉴于隐私要求,如遇男性治疗师治疗,必须获得患者的知情同意。

整个治疗宜在餐后半小时后进行。患者需提前排空二便,并保证充分休息,这是由于盆底生物反馈治疗需要患者高度配合及保持注意力,而且治疗持续时间较长。

(3)病情了解:在进行盆底生物反馈治疗前,治疗师需尽可能详细地采集病史。与患者进行深入沟通,了解患者的身心状况、疾病类型,以及相应的肌力减退、感觉减退程度或肌肉收缩模式障碍等。

(4)治疗师工作:治疗师需对仪器设备有足够的认识,操作必须娴熟,能够应对治疗过程中出现的各种情况并适时提醒和指导患者。治疗前须测定患者的呼吸、脉搏、血压等生命体征。在治疗前后对患者各项客观指标进行对比分析,判断患者恢复情况,并据此调整治疗方案。

2. 生物反馈的实施程序

(1)首先,收集患者有关临床资料,包括就诊原因、排尿情况、住院史、手术史、家族史、既往史、用药史、生育史、泌尿妇科疾病病史等。关于小便排泄症状方面的评估包括以下几个方面:①起病情况、症状表现及病程;②溢尿次数及溢尿量;③失禁程度及排尿时的应力模式,腹压增加情况(如咳嗽、打喷嚏、性交、行走、体位变化等)对排尿的影响;④膀胱过度活动症,如紧张、寒冷、流水声刺激、浸冷水时是否存在尿意和溢尿;⑤失禁治疗史;⑥疼痛,有无盆底、阴道、阴茎或直肠疼痛。

(2)其次,进行专科检查,包括手法检查和量表检查。手法检查包括有无水肿,腹部检查,是否存在包块,盆底徒手肌力检查,会阴部感觉,括约肌张力,球海绵体反射、肛门反射检查,盆底触痛定位,神经系统检查,尿失禁诱发试验。量表检查包括排尿日记、尿失禁生活质量问卷(I-QOL)、盆底功能障碍影响问卷简表(PF1Q-7)、盆底锻炼治疗自我效能量表、汉密尔顿焦虑量表(HAMA)和汉密尔顿抑郁量表(HAMD)等。特殊检查包括尿流动力学检查、尿垫试验等。

(3)再次,进行影像学检查,包括骨盆X线、盆腔MRI、肌骨超声等。

(4)最后,进行生理学功能检查,包括表面肌电图检查。此外,也可结合评估 - 治疗 - 训练为一体的生物反馈治疗仪进行盆底肌肌力评估。

3. 治疗程序

(1)配置阴道或直肠电极(一次性或重复性),电极应充分消毒。按照治疗师或者说明书的指导连接电极,将电极插入患者直肠或阴道内,并使用腹部电极作参考,避免腹部肌肉运动发生代偿。

(2)选择最舒适的体位,具体根据患者的症状进行测试选择,以便能指导患者正确收缩和放松盆底肌。例如,急迫性尿失禁伴有强烈尿意的不自主漏尿,这种失禁可以出现在任何体位,因此需要选择相对合适的体位进行治疗。

(3)选择合适的治疗处方。例如,对于压力性尿失禁、急迫性尿失禁、混合性尿失禁,在正式治疗前,可选择简易版评估模式指导患者进行适应性训练学习,并评估患者进一步实施生物反馈治疗的可行性。

(4)在正式治疗时,治疗师可根据患者情况选择不同的治疗波形和刺激强度,通过治疗显示器或语音或两者同时反馈使患者实时感受到肌电信号的变化,以便更好地收缩盆底肌。同时,治疗师可以通过简单易行的指令来指导患者,如"好像你现在要排尿,憋住它"。患者常习惯于自己有意识的盆底肌收缩方式,故需要慢慢反复指导患者改变收缩方式。通过不断训练,患者能正确并熟练收缩盆底肌。根据患者的病情,可以选择每次治疗20~30分钟,每周3次,10次为1个疗程。

(5)结果分析:每次治疗结束后应向患者作出相应的解释,如肌电平均值和峰值的数据、收缩持续的时间、收缩幅度、恢复所需要的时间、疲劳情况等。

(6)家庭训练治疗师向患者讲解家庭生物反馈训练仪的使用方法,分析临床治疗中常见的异常收缩模式并予以纠正,同时选择一种合适的家庭训练方式,如尽力收缩5秒,然后放松10秒,这样反复训练60次,每次20分钟等。另外,确保患者每周进行一次临床治疗,这有助于提高患者的依从性及便于追踪观察,了解患者的临床症状改善情况。

(7)疗效观察:通过某些量表对患者治疗后的临床症状进行评估,如排尿日记、尿垫试验、尿失禁生活质量问卷等。

(二)学生实训

学生2人一组,1人扮演操作者,1人扮演患者。老师进行纠错与再示范,直至学生能独立正确完成盆底生物反馈治疗的操作。

四、适应证、禁忌证、注意事项和治疗安全性

(一)适应证

泌尿系统,应用于排尿困难、急迫性尿失禁、膀胱过度活动症等;消化系统,应用于功能性便秘、大便失禁、功能性消化不良、肠易激综合征等;另外,还可以应用于盆底痛、脏器脱垂、性功能障碍等。

（二）禁忌证

孕妇、重症感染、肛裂及肛周脓肿、严重认知功能障碍、恶性肿瘤、急性术后患者。

（三）注意事项

患者对治疗的依从性是疗效的重要影响因素，在医院进行生物反馈治疗的同时，需要患者在家坚持训练；另外，心理因素也是影响治疗效果的重要因素，生物反馈治疗无效者较有效者的抑郁和躯体化评分更高，推荐无效的患者行精神心理评估。

一个经验丰富的治疗师对生物反馈治疗至关重要。医师需要用通俗易懂的语言向患者讲解生物反馈相关知识，而且需要结合患者不同年龄、文化程度及地区差异，通过讲解让患者理解生物反馈的原理，进而提高患者在治疗过程中的依从性。不同医疗中心的生物反馈治疗师来源不同，包括医师、护士或医学科研人员，其培训也不统一。今后需要进一步加强对生物反馈治疗师的规范和培训。

（四）治疗安全性

生物反馈被认为是一项安全的治疗方法，目前无不良反应的报道。一项研究的结果显示，仅一名患者因心理上不能接受生物反馈而终止治疗。在另一项大型队列研究中，对数百名患者进行4年的跟踪调查，均未报告与生物反馈相关的有临床统计意义的不良反应。同样，生物反馈在儿童和老年患者的治疗中也较安全。

临床工作中应特别关注治疗周期、每次治疗持续时间、是否需要特别强调家庭训练；生物反馈治疗的治疗效果根据疾病类型的不同而有所不同，在某些功能性疾病的治疗中还需配合心理和其他物理治疗方法，通过对功能性疾病的进一步了解和对生物反馈治疗研究的深入，未来将为患者提供更多的治疗手法和更高的治疗效果，从而改善患者的生活质量。

推荐阅读文献

[1] BLEIJENBERG G，KUIJPERS H C. Treatment of the spastic pelvic floor syndrome with biofeedback. Dis Colon Rectum，1987，30（2）：108-111.

[2] CHIARIONI G，WHITEHEAD W E. The role of biofeedback in the treatment of gastrointestinal disorders. Nat Clin Pract Gastroenterol Hepatol，2008，5（7）：371-382.

[3] EPSTEIN L H，BLANCHARD E B. Biofeedback，self-control and self-management. Biofeedback Self Regul，1977，2（2）：201-211.

[4] RAO S S C，VALESTIN J A，XIANG X，et al. Home-based versus office-based biofeedback therapy for constipation with dyssynergic defecation：a randomised controlled trial. Lancet Gastroenterol Hepatol，2018，3（11）：768-777.

（何　晴）

第三节　盆底肌磁刺激治疗

磁刺激治疗技术利用脉冲磁刺激在组织产生的感应电流，改变细胞膜电位，当感应电流强度超过神经组织的兴奋阈值时，就会引起局部神经细胞去极化，引起兴奋性动作电位。盆底肌磁刺激就是用盆底线圈紧贴盆底肌群进行磁刺激，改善和调控盆底肌群的功能，产生一系列积极的生理生化反应。

一、教学目的

1. 了解盆底肌磁刺激仪的工作原理。

2. 了解盆底功能障碍性疾病的磁刺激治疗方案。

3. 熟悉盆底肌磁刺激的适应证和禁忌证。

4. 掌握盆底肌磁刺激治疗的操作步骤和注意事项。

5. 教学学时　0.5学时,教师示范、学生模拟操作及教师纠错各三分之一。

二、教学准备

按单位条件准备一套配有盆底线圈的磁刺激仪。

三、操作规范

（一）教师示范

1. 操作前向患者解释盆底肌磁刺激治疗的作用和注意事项,缓解患者紧张和尴尬的心理。

2. 检查磁刺激仪各连接处是否完好。

3. 连接电源,打开电脑和磁刺激仪主机。

4. 进入软件主界面,填写患者个人信息。

5. 指导患者取正确体位,坐位,会阴区紧贴线圈,双腿展开,全身放松。

6. 设定重复脉冲刺激方案的强度、频率、刺激时间、间歇时间、脉冲序列、脉冲数。强度以患者耐受阈为准,总时间为20分钟。

7. 点击"开始"按钮,开始磁刺激治疗。

8. 治疗过程中,询问患者感受,可根据患者感受增加或者减小刺激强度。

9. 治疗结束后,患者离开线圈。

10. 操作者先关闭软件,再关闭电脑和磁刺激仪主机,最后拔除电源。

（二）学生实训

学生2人一组,1人扮演操作者,1人扮演患者。老师进行纠错与再示范,直至学生能独立正确完成盆底肌磁刺激治疗的操作。

四、适应证、禁忌证和注意事项

（一）适应证

1. 压力性尿失禁。

2. 急迫性尿失禁/膀胱过度活动症。

3. 尿潴留。

4. 小儿遗尿。

5. 盆腔器官脱垂。

6. 大便失禁。

7. 便秘。

8. 盆底痛。

9. 前列腺术后尿失禁。

（二）禁忌证

1. 孕妇。

2. 靠近刺激部位有植入性金属的患者，如金属宫内节育器。

3. 月经期。

4. 癫痫发作期。

5. 术后<3周（伤口区）。

6. 严重心律失常。

7. 严重痔疮。

8. 急性尿路感染。

9. 急性盆腔感染。

10. 恶性肿瘤。

（三）注意事项

1. 靠近刺激部位不能有金属，如衣物、皮带等不能有金属，裤兜不能放钥匙。

2. 严重尿失禁或大便失禁的患者，可以穿纸尿裤，或者在线圈上垫尿垫。

3. 嘱患者保持治疗体位，不要随意挪动臀部。

4. 裤子应轻薄，不要过厚。

推荐阅读文献

[1] 李颖，陈卓，陈修平，等. 盆底磁刺激治疗脑卒中后排尿障碍的疗效观察. 中国康复医学杂志，2020，35（1）：88-90.

[2] 吕小娟. 盆底磁刺激治疗产后盆腔器官脱垂的疗效观察. 中国妇幼保健，2019，34（23）：5532-5534.

[3] 张婷婷，张庆，刘盼，等. 盆底磁刺激疗法在产后盆底康复中的疗效观察. 中国妇产科临床杂志，2021，5：516-517.

[4] 邹凡，蔺俊斌，李颖，等. 盆底磁刺激治疗女性尿失禁的系统评价与meta分析. 中国康复医学杂志，2019，34（8）：966-970.

（袁 华 毛 利）

第四节 盆底冲击波治疗

冲击波是波的压力从大气压到达峰值的不连续的机械波。冲击波辐射产生的方法有火花放电、压电、电磁和气动等，前3种都设计在发生器输出面聚焦后发出聚焦式冲击波，气动发生器发出的是不聚焦的径向式冲击波。1980年动物实验中观察到，经冲击波处理后成骨细胞活性增强，引起了人们对体外冲击波疗法（extracorporeal shockwave therapy，ESWT）应用于治疗肌肉骨骼疾病的兴趣。当前体外冲击波疗法已成为治疗许多肌肉骨骼疾病的选择，包括肌筋膜炎、肌腱炎、肌腱附着点的炎症（如冈上肌肌腱炎，肱骨内、外上髁炎等）、长骨骨折的延迟愈合和骨不连，以及股骨头缺血性坏死等。

一、教学目的

1. 了解体外冲击波的作用和分类、熟悉其适应证、禁忌证、操作流程及日常维护。

2. 掌握体外冲击波的操作步骤,包括治疗前准备、治疗过程、专科检查、治疗程序、结束整理。

3. 教学学时　0.5学时,教师示范、学生模拟操作及教师纠错各三分之一。

二、教学准备

按单位条件准备液体外冲击波设备、医用乳胶手套、医用耦合剂、清洁纸巾、一次性床单。

三、操作规范

(一)教师示范

1. 治疗前

(1)患者告知:由于治疗部位的特殊性,在治疗前必须向患者解释相关内容,如体外冲击波疗法的概念及其治疗原理,患者应如何配合治疗,治疗过程中有可能出现不同程度的震动感、酸痛感甚至放射痛;鉴于隐私要求,如遇男性治疗师,须获得患者的知情同意。

(2)病情了解:在进行治疗前,治疗师须尽可能详细地采集病史;与患者进行深入沟通,了解患者的身心状况、疾病类型,以及相应的肌力减退、感觉减退程度,或肌肉收缩模式障碍等,对患者可能达到的治疗后恢复水平有全面的评估和预测。

(3)环境准备:盆底治疗涉及患者隐私,治疗环境宜简洁舒适、空气流通、光线柔和,整体布置趋于家庭式,有利于患者精神放松。

(4)治疗前准备:整个训练宜在餐后半小时之后进行。因体外冲击波会产生较强烈的冲击感和酸痛感,且治疗时间较长,患者需提前排空二便,并保证充分休息。

(5)治疗师工作:治疗师需对仪器设备有足够的认识,操作必须娴熟,能够应对治疗过程中出现的各种情况并适时提醒与指导患者。治疗前需测定患者的呼吸、脉搏、血压等生命体征,熟悉患者服药情况和凝血功能。在治疗前后对患者各项客观指标进行对比分析,判断患者恢复情况,并据此调整治疗方案。

2. 治疗过程

(1)操作过程:首次治疗必须予以高度重视,以取得患者的信任。治疗师向患者说明整个治疗过程,尽可能用最通俗的语言向患者阐明收缩 - 放松的技巧与要领。

(2)体位选择:治疗时,为了使患者充分放松,需要将束缚患者的物品卸下,包括腰带、鞋子,嘱患者穿着较宽松的衣服。患者一般取截石位,暴露会阴部,两手平放于身体两侧,并选择合适的枕头。

(3)治疗部位清洁。

3. 专科检查　专科检查包括手法检查、量表检查、特殊检查、影像学检查、生理学功能检查等。手法检查包括:有无水肿,腹部检查,是否存在包块,盆底徒手肌力检查,会阴部感觉,括约肌张力、球海绵体反射、肛门反射检查,盆底触痛定位,神经系统检查,尿失禁诱发试验。量表检查包括:数字分级评分法、盆底功能障碍影响问卷简表(PF1Q-7)、盆底锻炼治疗自我效能量表、汉密尔顿焦虑量表(HAMA)和汉密尔顿抑郁量表(HAMD)等。特殊检查包括:尿流动力学检查、尿垫试验等,男性勃起功能障碍则需要进行视听性刺激勃起功能检测(AVSS)、阴茎血流超声检查(CDDU)。影像学检查包括:盆底肌骨超声、脊柱正侧位X线等。生理学功能检查包括表面肌电图检查等。此外,也可结合评估 - 治疗 - 训练为一体的生物反馈治疗仪进行盆底肌肌力评估。

4. 治疗程序　冲击波治疗仪手柄应充分消毒。按照强度由低到高、循序渐进、患者可接受的原则设置治疗参数。将无菌耦合剂涂抹于患者疼痛的体表投影或存在扳机点的肌肉的体表投影处，将治疗手柄置于该处，并告知患者开始治疗。首次治疗时可先启动仪器并简单介绍，再置于患处，给予患者充分准备，减少心理压力。治疗过程中不断与患者沟通，随时调整治疗手柄的安放位置，以达最佳治疗位点，如阴茎硬结症患者需在其纤维化或结节/斑块的部位进行治疗；血管性勃起功能障碍患者需分别置于阴茎龟头、阴茎海绵体、海绵体、球海绵体肌、坐骨海绵体肌等部位进行治疗。

5. 结束整理　治疗结束后使用纸巾将治疗区域皮肤和冲击波手柄上的耦合剂擦拭干净，检查治疗区域有无点状出血或肿胀，若出现以上状况，须及时以冰水混合物冰敷 10 分钟，并嘱患者避免热水浴。告知患者若出现异常疼痛或肿胀须及时来院就诊。

6. 治疗处方　每次治疗 3～6 个点，每周 1 次，6 次为 1 疗程。

（二）学生实训

学生 2 人一组，1 人做操作，1 人模拟患者。老师进行纠错与再示范，直至学生能独立正确完成流程。

四、适应证、禁忌证和不良反应

（一）适应证

体外冲击波应用于盆底功能障碍的适应证：骨盆肌筋膜疼痛综合征、耻骨直肠肌痉挛、血管性勃起功能障碍、糖尿病继发性勃起功能障碍、阴茎硬结症等。

（二）禁忌证

冲击波治疗的禁忌证：出血性疾病、血栓形成患者的血栓局部及邻近区域、儿童的骨骺区、肌腱筋膜断裂或严重损伤或急性损伤，以及脑、脊髓、大血管及重要神经干走行区域。

（三）不良反应

冲击波治疗后会引起局部轻度肿胀、点状出血、瘀斑、局部疼痛反应增强、治疗局部感觉过敏或减退等。这些反应的出现取决于治疗剂量、病变程度以及患者的个体差异，通常不需特殊处理，严重者可以局部对症处理或者延长治疗间歇时间、减少治疗强度，必要时终止治疗。

推荐阅读文献

[1] 中华医学会物理医学与康复学分会肌肉骨骼疾病体外冲击波治疗专家共识组. 肌肉骨骼疾病体外冲击波治疗专家共识. 中华物理医学与康复杂志, 2019, 41（7）: 481-487.

[2] ABU-GHANEM Y, KITREY N D, GRUENWALD I, et al. Penile low-intensity shock wave therapy: a promising novel modality for erectile dysfunction. Korean Journal of Urology, 2014, 55（5）: 295-299.

[3] DIZON J N, GONZALEZ-SUAREZ C, ZAMORA M T, et al. Effectiveness of extracorporeal shock wave therapy in chronic plantar fasciitis: a meta-analysis. Am J Phys Med Rehabil, 2013, 92（7）: 606-620.

[4] HATZICHRISTODOULOU G, MEISNER C, LISKE P, et al. Efficacy of extracorporeal shock wave therapy （ESWT）in patients with peyronie's disease（PD）-first result of a prospective, randomised, placebo-controlled, single-blind study. European Urology Supplements, 2006, 5（2）: 82.

（郝　彦）

第五节　经颅磁刺激治疗

经颅磁刺激（transcranial magnetic stimulation，TMS）是指通过线圈产生短暂、强大的脉冲磁场，穿越头皮和颅骨刺激中枢神经系统，在大脑皮层上诱导出电流，引起神经元兴奋性变化，主要产生对应肌肉运动诱发电位、代谢和血流的变化，其微观作用包括细胞膜电位、动作电位、神经递质、受体、突触、神经可塑性发生变化。经颅磁刺激通过增强皮质感觉运动区功能，有助于实现大脑皮质神经网络功能重组，促进脊髓损伤区突触连接、神经递质释放、纤维再生及传导，从而激活脊髓反射通路，改善膀胱感觉运动功能。大脑皮层第一运动区（M1 区）进行高频重复磁刺激，可激活神经元并投射至脑桥排尿中枢，增强逼尿肌活动，提高膀胱压力，同时使尿道外括约肌松弛，诱发自主排尿。重复经颅磁刺激（rTMS）则是以特定频率的磁刺激作用于目标皮层，调节皮质兴奋性并诱导持久的神经可塑性变化。研究证明，重复经颅磁刺激对补充运动区（supplementary motor area，SMA）的刺激可以控制慢性盆腔痛。磁刺激具有无痛、无创、非侵入性等优点。

一、教学目的

1. 了解经颅磁刺激仪的工作原理及盆底功能障碍性疾病的经颅磁刺激治疗方案。
2. 熟悉经颅磁刺激的适应证和禁忌证。
3. 掌握经颅磁刺激治疗的操作步骤和注意事项。
4. 教学学时　0.5 学时，教师示范、学生模拟操作及教师纠错各三分之一。

二、教学准备

根据学生人数，按照 4 人一组准备经颅磁刺激仪、国际脑电图 10-20 系统定位帽、治疗床、75% 酒精、手套。

三、操作规范

（一）教师示范

1. 操作者操作前向患者解释经颅磁刺激治疗的作用和注意事项，缓解患者紧张的心理。
2. 检查磁刺激仪各连接处是否完好。
3. 连接电源，打开电脑和磁刺激仪主机。
4. 进入软件主界面，填写患者个人信息。
5. 指导患者取正确体位，可坐位或仰卧位，固定颈部、避免头部活动。
6. 选择深部线圈（一般为 H 线圈、蝶形线圈），线圈紧贴头皮。
7. 线圈定位　按照国际脑电图 10-20 系统定位，或根据蒙特利尔神经学研究所坐标系统，选取相应的脑区。参考脑区：额叶内侧部（部分额上回、扣带回前部）；旁中央小叶（中央前回和中央后回的上部）；小脑。
8. 设定重复脉冲刺激方案，包括强度、频率、刺激时间、间歇时间、串数、脉冲总数和总时间。经颅磁刺激中，以运动阈值为 100% 作为基本单位，在常规治疗过程中，运动阈值的 80%～120% 作为治疗强度。频率用连续刺激时每秒输出脉冲数来计算，高频为 >5Hz，低频一般为 1Hz。刺激时间为每一个脉冲串从开始到结束的时间，间歇时间是指每个串之间的停歇时间,一串的时间为刺激时间与间歇时间的总和。

9. 点击"开始"按钮,开始磁刺激治疗。

10. 治疗过程中,询问患者感受,可根据患者感受增加或者减小刺激强度。

11. 治疗结束后,患者离开线圈。

12. 操作者先关闭软件,再关闭电脑和磁刺激仪主机,最后拔除电源。

(二)学生实训

学生 4 人一组,轮流扮演操作者和患者,老师进行纠错与再示范,直至学生能独立正确完成经颅磁刺激治疗的操作。

四、适应证、禁忌证和注意事项

(一)适应证

1. 下尿路功能障碍 压力性尿失禁、急迫性尿失禁、混合性尿失禁、尿潴留、神经源性膀胱、小儿遗尿。

2. 排便功能障碍 功能性便秘、大便失禁。

3. 外周疼痛 慢性盆腔痛、腰背痛、尾骨痛、痛经等。

4. 术后盆底功能障碍 盆腔良性疾病(子宫肌瘤、卵巢囊肿等)术、盆腔恶性疾病(宫颈癌、子宫内膜癌、卵巢癌等)术、盆底重建术等导致的下尿路功能障碍。

5. 脊髓损伤或脊髓术后二便功能障碍。

(二)禁忌证

1. 孕妇。

2. 月经期。

3. 治疗部位 30cm 内有金属异物存在,如人工耳蜗、内置脉冲发生器、动脉瘤夹、支架等。

4. 癫痫发作期。

5. 颅骨缺损、术后<3 周(伤口区)。

6. 严重心律失常。

7. 佩戴心脏起搏器者。

8. 严重痔疮。

9. 急性尿路感染。

10. 急性盆腔感染。

11. 恶性肿瘤患者。

12. 尿路梗阻。

13. 合并严重脏器疾病致血流动力学不稳定的患者。

(三)注意事项

1. 靠近刺激部位不能有金属。

2. 嘱患者保持治疗体位,不要随意挪动头部及肢体。

推荐阅读文献

[1] 董其昌,王和强,周海荣,等. 重复经颅磁刺激联合电针治疗脑卒中后尿失禁的临床疗效观察. 中西医结合心血管病电子杂志,2020,8(16):55-56.

[2] 董心,郑洁皎,许光旭,等.《经颅磁刺激操作指南》团体标准解读. 中国标准化,2021(14):89-93.

[3] 蒋金金，尹凯月，宋娜，等. 多靶点重复磁刺激对脊髓损伤后尿潴留患者的影响. 中华物理医学与康复杂志，2022，44（5）：433-436.

[4] CASH R F, ISAVAMA R, GUNRIA C A, et al. The influence of sensory afferent input on local motor cortical excitatory circuitry in humans. J Physiol, 2015, 593（7）: 1667-1684.

[5] YANI M S, FENSKE S J, RODRIGUEZ L V, et al. Motor cortical neuromodulation of pelvic floor muscle tone: potential implications for the treatment of urologic conditions. Neurourol Urodyn, 2019, 38（6）: 1517-1523.

[6] YAO J, ZHANG Q, LIAO X, et al. A corticopontine circuit for initiation of urination. Nat Neurosci, 2018, 21（11）: 1541-1550.

[7] ZHENG Y, MAO Y R, YUAN T F, et al. Multimodal treatment for spinal cord injury: a sword of neuroregeneration upon neuromodulation. Neural Regen Res, 2020, 15（8）: 1437-1450.

（郑　重　钟燕彪　黄佳茜）

第六节　灸法治疗

灸法是用艾草为主要材料，点燃后在体表一定的部位进行烧、灼、熏等手法，给人体以温热刺激，达到温通经络、益气活血、防治疾病的一种外治法。

一、教学目的

1. 熟悉灸法对盆底功能障碍性疾病的治疗作用、作用机制、适应证、禁忌证、操作方法、流程及常用教学器材。

2. 掌握灸法的关键操作，如艾炷的制作方法、间接灸与直接灸的选择。

3. 教学学时　0.5学时，教师示范、学生操作及教师纠错各三分之一。

二、教学准备

准备干燥无霉变的艾绒、艾炷模具、火柴或打火机、线香、纸捻等工具，以及治疗盘、弯盘、镊子、灭火管等辅助用具。如为间接灸，按照医嘱选择相应的中药材，检查药材有无变质、发霉、潮湿，并适当处理成合适的大小、形状、平整度、气孔等。

三、操作规范

（一）教师示范

1. 制作艾炷　用艾炷模具将干燥无霉变的艾绒制作成小圆锥形，称作艾炷。每燃1个艾炷，称灸1壮。

2. 治疗部位的选择　根据病症选取适当的穴位或治疗部位，检查有无知觉障碍或破损等情况，如有感觉迟钝或丧失、皮肤破损则不可以在此处治疗；如果毛发过多，宜剃去。

3. 体位的选择　根据患者的治疗部位，选择患者舒适、医师便于操作的治疗体位。

4. 放置艾炷　根据患者治疗需要，放置艾炷的方法有以下两种：

（1）直接放置：在治疗部位的皮肤局部可以先涂增加黏附或刺激作用的液汁、凡士林、甘油等，然后将艾炷粘贴其上。

（2）隔物放置：将选定备好的中药材置放在治疗部位处，再把艾炷放在药物上。

5. 做好解释　点燃艾炷前向患者交代艾炷燃烧过程中有温热至灼热的感觉变化，如为直接灸还将出现灼痛感，这些感受在治疗过程中是正常的。

6. 灸法的操作　常用的灸法操作包括：

（1）直接灸法：适用于盆底的各种痛症。

1）无瘢痕灸：自艾炷尖端点燃艾炷，在艾炷燃烧过半，局部皮肤潮红、灼痛时，术者即用镊子移去艾炷，更换另一艾炷，连续灸足应灸的壮数。

2）瘢痕灸：自艾炷尖端点燃艾炷，在艾炷燃烧过半，局部皮肤潮红、灼痛时，术者用手在施灸穴位的周围轻轻拍打或抓挠，以分散患者注意力，减轻施灸时的痛苦；待艾炷燃毕，即可以另一艾炷粘上，继续燃烧，直至灸足应灸的壮数。

（2）间接灸法：隔姜灸适用于卒中后二便障碍；隔蒜灸适用于脊髓损伤后神经源性膀胱、神经源直肠；隔盐灸适用于二便失禁。

自艾炷尖端点燃艾炷，艾炷燃烧至局部皮肤潮红，患者有痛觉时，可将间隔药材稍许上提，使之离开皮肤片刻，旋即放下，再行灸治，反复进行。刺激量轻者，在艾炷燃至 2/3 时即移去艾炷，或更换另一艾炷续灸，直至灸足应灸的壮数；刺激量重者，在艾炷燃至 2/3 时，为减轻施灸时的痛苦，术者可用手在施灸穴位的周围轻轻拍打或抓挠，以分散患者注意力，待艾炷燃毕，更换另一艾炷续灸，直至灸足应灸的壮数。

7. 施灸后的处理　施灸后，皮肤多有红晕、灼热感，无须处理，可自行消失。灸后如对表皮基底层以上的皮肤组织造成灼伤可发生水肿或水疱。如水疱直径在 1cm 左右，一般无须做任何处理，待其自行吸收即可；如水疱较大，可用消毒的针、剪刺破或剪开疱皮放出水疱内容物，并剪去疱皮，暴露被破坏的基底层，涂搽消炎膏药以防止感染，创面的无菌脓液不必清理，直至结痂自愈。灸后有时会破坏皮肤基底层或真皮组织，发生水肿、溃烂、体液渗出，甚至形成无菌性化脓。在灸疮化脓期间，不宜从事体力劳动，要注意休息，严防感染。若感染发生，轻度发红或红肿，可在局部作消炎处理，一般短时间内可消失，如出现红、肿、热、痛，且范围较大，在上述处理的同时口服或外用消炎药物；如化脓部位较深，应请外科医师协助处理。

（二）学生实训

学生 2 人一组，1 人做治疗师模仿老师操作，1 人做患者。老师进行纠错与再示范，直至学生操作正确。

四、适应证、禁忌证和注意事项

（一）适应证

1. 尿失禁。

2. 盆底肌筋膜疼痛综合征。

3. 慢性前列腺炎。

4. 尿道综合征。

5. 妇科产后尿潴留。

（二）禁忌证

1. 实热证、高热的患者不宜用艾灸。

2. 阴虚发热的患者不适合艾灸。

3. 颜面、心前区、大血管部和关节、肌腱处不可用瘢痕灸；乳头、外生殖器官不宜直接灸。

4. 孕妇的腹部及腰骶部的地方不适宜施灸。

（三）注意事项

1. 艾灸火力应先小后大，灸量先少后多，程度先轻后重，以使患者逐渐适应。

2. 需采用瘢痕灸时，应先征得患者同意。

3. 直接灸操作部位应注意预防感染。

4. 患者在精神紧张、大汗后、劳累后或饥饿时，不适宜应用本疗法。

5. 注意防止艾灰脱落或艾炷倾倒而烫伤皮肤或烧伤衣被。

推荐阅读文献

陆寿康. 刺法灸法学. 北京：中国中医药出版社，2007.

（高　峰）

第七节　中医推拿治疗

中医推拿，是以中医的脏腑、经络学说为理论基础，结合西医的解剖和病理诊断，用手法作用于人体体表的特定部位，以调节机体生理、病理状况为目的的一种外治方法。

一、教学目的

1. 熟悉中医推拿对盆底功能障碍性疾病的治疗作用、作用机制、适应证、禁忌证、操作方法、流程及常用教学器材。

2. 掌握中医推拿的关键操作，推拿手法的技术要领。

3. 教学学时　0.5 学时，教师示范、学生操作及教师纠错各三分之一。

二、教学准备

根据学生人数，按照两人一组准备治疗盘、治疗巾、大浴巾，按照医嘱选择水、香油、滑石粉、酒、姜汁等推拿润滑介质。

三、操作规范

（一）教师示范

1. 手的卫生消毒　使用灭菌洗手液或免洗消毒液进行手的卫生消毒。

2. 患者沟通　进行推拿治疗前，向患者做好解释，消除患者紧张心理，取得患者配合。

3. 治疗部位的选择　根据病症选取适当的穴位或治疗部位，检查有无皮肤破损等情况，不可在皮肤破损处治疗。

4. 体位的选择　根据患者的治疗部位，选择患者舒适、医师便于操作的治疗体位，暴露需要推拿的部位，注意保暖。

5. 推拿操作　按照医嘱选择合适的推拿润滑介质，合理运用㨰法、推法、拿法、按法、摩法、揉法、捻法等手法，作用于局部体表。手法应具备持久、有力、均匀、柔和的技术要求，从而达到深透的目的。

（1）持久：是指手法操作过程中能够严格地按照规定的技术要求和操作规范持续地作用，

在足够的时间内保持规范,保持动作和力量的连贯性,以保证手法对人体的刺激足够积累到临界点,从而起到调整内脏功能、改变病理状态的作用。

（2）有力:是指在操作过程中必须具备一定的力度和功力,使手法具有一定的刺激量,包括直接作用于体表之力和维持手法所需要之力。

（3）均匀:是指手法操作的动作幅度、速度快慢和手法压力轻重都必须保持相对一致,手法操作既平和又有节奏性。

（4）柔和:是指手法操作时动作要温柔灵活,手法变换时自然、协调;柔和不是软弱无力,而是用力要缓和,手法不可生硬、粗暴。

（5）深透:是指患者对手法刺激的感应和手法对疾病的治疗效应,手法操作不仅作用于体表而且能克服阻力使效应转之于内,达到深处的筋脉骨肉甚至脏腑。

6. 推拿后的处理　治疗结束,根据情况清洁皮肤,检查皮肤有无破损。协助患者至舒适体位,做好物品的清理,进行手部的卫生消毒。

（二）学生实训

学生两人一组,一人做治疗师模仿老师操作,一人做患者。老师进行纠错与再示范,直至学生操作正确。

四、适应证、禁忌证和注意事项

（一）适应证

1. 尿失禁。

2. 盆底肌筋膜疼痛综合征。

3. 尿潴留。

4. 便秘。

（二）禁忌证

1. 孕妇的腰骶部与腹部、女性经期,均忌用。

2. 剧烈运动后、过饥过饱、醉酒均不宜立即进行推拿。

3. 身体极度虚弱及严重骨质疏松症者忌用。

4. 严重心脏病、各种出血性疾病、结核病、肿瘤、脓毒血症、骨折早期（包括颈椎骨折损伤）、截瘫初期、烫伤、皮肤破损部位及溃疡性皮炎的局部禁用推拿。

（三）注意事项

1. 操作者在治疗前须修剪指甲,以免伤及患者皮肤。

2. 推拿操作时应摆好患者体位,以患者舒适、不易疲劳、操作方便为宜,冬季注意保暖,避免受凉。

3. 初次行推拿手法时,应尽量采用轻手法,以后根据患者适应情况逐渐加大手法力量。体质瘦弱者,手法宜轻。个别患者按摩后第二天皮肤出现青紫现象,可改用轻手法或改换推拿部位。

推荐阅读文献

房敏,宋柏林. 推拿学. 北京:中国中医药出版社,2018.

（张灵棋）

第八节 心 理 治 疗

心理治疗(psychotherapy)在不同的时期、不同国家有不同的定义。《心理学百科全书》(1994)的定义是：心理治疗是治疗者有目的地运用相应的心理学原理及技术，借助一定的符号或药理因素去影响治疗对象，借此克服心理障碍，矫正行为问题，增强治疗对象的心理健康。心理治疗是一种方法、技术或人际关系的交互过程，其主旨就是运用心理学方法治疗心理疾病或躯体疾病，改善来访者的心理状况与适应方式，解除来访者的身心症状与痛苦，达到身体和人格健康发展的目的。心理治疗的过程一般分为分析问题、制定目标、实现目标和结束咨询四个阶段。

心理治疗的目标确定因不同的流派理论、不同角色(来访者、咨询师、咨访关系)有所差异。目前常见的心理治疗流派中，人本主义重视人的自由与责任，强调成长和自我实现的趋势；认知行为主义认为人的思想和思想的过程决定情感和行为，而人的行为是通过强化或者观察学习的，行为可以消退也可以再学，所以认知的改变能改变情感和行为；精神分析认为心理问题是潜意识愿望动机冲突的结果等。

一、教学目的

1. 熟悉心理治疗的原理及方法、主要用途、适应证、禁忌证及注意事项等。
2. 掌握常用心理治疗的技巧，如关注、内容反馈、情感反馈。
3. 教学学时　2学时，教师讲解、案例演示各占一半。

二、教学准备

教学参考心理学及心理咨询相关书籍。

三、操作规范

(一)心理治疗环境准备

1. 安全、独立、安静的空间。
2. 咨询室的布置应简明、干净、让人有安全感，使来访者感到舒适、放松，感到他是被关注的中心；两张椅子呈45°角摆放。

(二)来访者准备

1. 来访者充分了解心理治疗的过程和形式。
2. 来访者有足够的意愿进行心理治疗。

(三)心理治疗师准备

1. 初步了解及评估来访者情况。
2. 心理治疗师应具有放松的情绪和稳定的心理状态。
3. 正式进行心理治疗之前，先签署知情同意书。

(四)学生实训

学生两人一组，一人做治疗师，一人做患者模仿老师操作。老师进行纠错与再示范，直至学生操作正确。

四、适应证、禁忌证和注意事项

（一）适应证

有精神心理问题的人。

（二）禁忌证

1. 有严重躯体性疾病者，必须先处理躯体性疾病再行心理治疗。

2. 极重型精神心理问题发作期、自伤自残高风险人群，请先行药物治疗，待症状稳定时行心理治疗。

（三）注意事项

1. 进行心理治疗前需要先评估。

2. 心理治疗过程中，注意及时进行督导；如果督导后自觉个案进行困难，在与来访者讨论后可进行个案转介。

推荐阅读文献

[1] 江光荣. 心理咨询的理论与实务, 2 版. 北京: 高等教育出版社, 2021.

[2] 彭聃龄. 普通心理学, 5 版. 北京: 北京师范大学出版社, 2018.

[3] 杨宏飞. 心理咨询原理. 杭州: 浙江大学出版社, 2006.

（吴　皓　李一飞）

第五章

盆底功能障碍性疾病介入性治疗技术与操作规范

第一节　盆底神经阻滞技术

　　早期的神经阻滞（nerve block）是指将局部麻醉药注入神经周围，暂时阻断神经传导功能，使该神经支配区域产生麻醉作用，以达到手术无痛的目的。随着现代医学的不断发展，神经阻滞技术应用范围越来越广，用于治疗急性或慢性疼痛性疾病。神经阻滞技术是指通过化学（如局部麻醉药）或物理的方法作用于疼痛患者的神经节、根、干、丛或末梢等处的附近，阻滞神经传导功能，从而达到镇痛的治疗目的。目前临床常用的盆底神经阻滞技术包括阴部神经阻滞术（pudendal nerve block）、奇神经节阻滞术（ganglion impar block）、上腹下丛阻滞术（superior hypogastric plexus block）、髂腹股沟 - 髂腹下神经及生殖股神经阻滞术。

一、教学目的

　　1. 熟悉盆底神经阻滞部位的应用解剖，所用药物的药理作用、副作用和配伍禁忌。

　　2. 掌握盆底神经阻滞技术的种类、适应证和禁忌证、具体操作步骤。

二、教学准备

　　准备超声仪器，配备低频和高频超声探头；C 型臂或 CT 引导下的神经阻滞技术需要在具备条件的治疗室进行。准备消毒包、5ml 注射器、20ml 注射器、100ml 0.9% 氯化钠、20/22G 穿刺针；视患者情况准备治疗所需的局部麻醉药、造影剂、糖皮质激素类药物。

三、操作规范

（一）教师示范

1. 准备工作

　　（1）环境准备：神经阻滞技术是一项有创操作，需要严格的无菌环境，因此操作时应该在具备无菌条件的专用治疗室或手术室进行；操作前应备有抢救所需要的药品和器材。

　　（2）知情同意：操作前需签署神经阻滞知情同意书，充分告知患者治疗目的、治疗效果、操作步骤，以及操作过程中可能出现的不良反应，如出血、感染、神经损伤、局部麻醉药误入血管引起的全身毒性反应、治疗后局部麻木感等。如治疗中需要使用糖皮质激素，治疗前也应告知患者。

　　（3）了解病情：在进行神经阻滞治疗前，治疗师应该充分了解患者的现病史、既往史、过敏史、手术史，尤其当使用糖皮质激素时，应了解患者是否合并糖尿病，根据情况酌情使用。

　　（4）治疗师工作：操作者应熟悉该部位的应用解剖，操作必须娴熟，了解所用药物的药理作用、副作用和配伍禁忌，能够应对治疗过程中可能出现的各种情况。操作时应对患者进行心电监护（呼吸、脉搏、血压、血氧饱和度等），常规开放静脉通道。在操作过程中，应有助手或上级医师协助,以防紧急情况。

2.阴部神经阻滞术　阴部神经病变是引起慢性盆腔痛的重要原因之一,表现为阴部神经支配区域的疼痛、功能障碍。单侧病变较常见,分娩、外伤、卡压、感染、医源性因素等均可导致阴部神经损伤;双侧损伤比较少见,多见于骑跨伤。阴部神经的常见卡压部位为坐骨棘和阴部管水平,因此常作为穿刺靶点,其中坐骨棘平面穿刺应用更多。传统的阴部神经阻滞术常采用截石位,通过手指触诊坐骨棘进行穿刺,由于此操作方法可引起患者不适,同时医师面临针刺伤风险,盲法穿刺有损伤患者膀胱或肠道的风险,因此近年来多采用俯卧位下影像引导技术进行穿刺。本节主要介绍超声和C型臂引导坐骨棘平面阴部神经阻滞术。

(1)超声引导阴部神经阻滞术:患者取俯卧位,常规消毒铺巾,采用低频弧形超声探头进行引导穿刺,超声下正确识别坐骨棘及其内侧的阴部动脉和阴部神经。将超声探头横置于臀裂中点水平,超声下可见内侧的坐骨结节和外侧的小转子(图3-5-1-A),然后将超声探头内移,可见一强回声弧形线,为坐骨结节(图3-5-1-B)。然后将超声探头向头端移动,可见坐骨棘最高点,表现为一条强的回声直线。通过彩色多普勒超声辨认图像中的阴部内动脉,阴部神经即位于阴部内动脉的内侧(图3-5-2)。

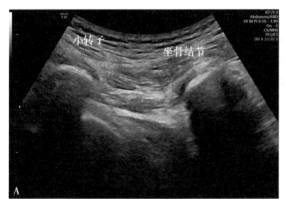 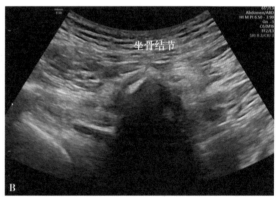

图3-5-1　超声引导下可见内侧的坐骨结节和外侧的小转子

A.超声引导下可见小转子和坐骨结节的位置关系;B.超声引导下可见坐骨结节。

1%利多卡因局部麻醉后,手持10cm长穿刺针采用平面内技术进行穿刺,到位后,回抽无血,注射局部麻醉药6~8ml。如果考虑症状由炎性因素导致,可在局部麻醉药中加入适量糖皮质激素类药物,如复方倍他米松、曲安奈德、甲泼尼龙等,发挥抗炎作用,同时使镇痛效应持续时间更长。完毕后,拔出穿刺针,使用无菌敷贴覆盖穿刺处。

(2)C型臂引导阴部神经阻滞术:C型臂引导阴部神经阻滞术的重要解剖标志是坐骨棘。患者取俯卧位,腹下垫软枕。C型臂

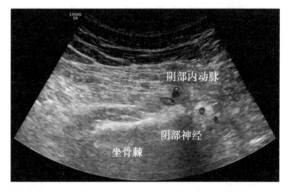

图3-5-2　超声引导下可见阴部神经与相邻结构的位置关系

下定位坐骨棘(靶点)、坐骨结节,一般于坐骨结节内上2cm左右(穿刺点)做标记。常规消毒,铺无菌巾,1%利多卡因局部麻醉后,手持10cm长穿刺针从标记点垂直刺入皮肤,直达坐骨结

节，触及骨质后，针尖向内上进行探查达坐骨棘。C型臂分别行正斜位透视，斜位角度一般为左或右侧斜、尾端倾斜10°，再次确定针尖位于坐骨棘最高点的内侧缘（图3-5-3～图3-5-5），到位后，回抽无血，注射局部麻醉药6～8ml。如果考虑症状由炎性因素导致，可在局部麻醉药中加入适量糖皮质激素类药物。完毕后，拔出穿刺针，使用无菌敷贴覆盖穿刺处。

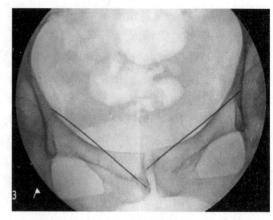

图3-5-3 正位显示穿刺到位后针尖位置

（3）阴部神经阻滞术适应证、禁忌证与注意事项

1）适应证：阴部神经痛的诊断和治疗；产科麻醉（产钳分娩和会阴切开术）；妇科、肠道或泌尿外科术后会阴部疼痛；会阴部慢性疼痛的诊断和治疗干预。

2）禁忌证：穿刺部位感染或有炎症；凝血功能障碍，有出血倾向者；对局部麻醉药过敏者。

3）注意事项：注意无菌操作，防止感染；给药前注意回抽，给药速度宜缓慢，防止局部麻醉药误入血管引起全身毒性反应；治疗室需配置监护仪和抢救设备；操作需谨慎，切勿损伤血管、神经等；操作者需熟知阴部神经的解剖及解剖变异，提高穿刺成功率。操作前，应向患者充分告知操作步骤，穿刺过程中肛门、会阴可能会出现疼痛等不适感，术后可能出现会阴及坐骨神经支配区麻木感、暂时性足下垂、肠道和/或膀胱暂时失去控制等情况。

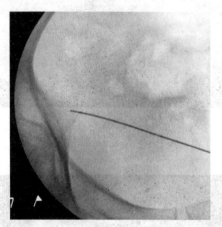

图3-5-4 斜位显示穿刺到位后针尖与左侧坐骨棘相对位置

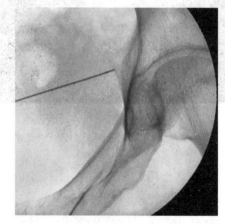

图3-5-5 斜位显示穿刺到位后针尖与右侧坐骨棘相对位置

3. 奇神经节阻滞术 奇神经节是一个孤立的腹膜后神经节，属于交感神经节，是双侧交感神经链的尾部起点。奇神经节的解剖位置存在变异，一般位于骶尾关节、尾骨或尾骨尖的前面。因此，奇神经节阻滞术有多种穿刺路径，可经肛尾韧带、骶尾入路、尾骨间关节入路进行穿刺，可在C型臂、超声、CT引导下进行穿刺。本节主要介绍C型臂、CT引导经骶尾关节入路穿刺方法。

（1）C型臂引导奇神经节阻滞术：术前开放静脉通道，患者取俯卧位，腹下垫软枕。触诊双侧骶角，C型臂下定位骶尾关节并做标记。常规消毒铺巾，1%利多卡因局部麻醉，手持穿刺针于标记点处进行穿刺，在C型臂引导下调整穿刺针角度，直到针尖到达腹膜后间隙，骶尾关节前表面后,此时可经穿刺针注入 1ml 造影剂,C 型臂进行正侧位透视(图 3-5-6、图 3-5-7),侧位图片可见造影剂于骶尾关节前方形成一个类似"逗号"样外观,进一步确认针尖位置准确。回抽无血液、脑脊液,注射局部麻醉药 3~5ml。如果考虑症状由炎性因素导致,可在局部麻醉药中加入适量糖皮质激素类药物,发挥抗炎作用。完毕后,拔出穿刺针,使用无菌敷贴覆盖穿刺处。

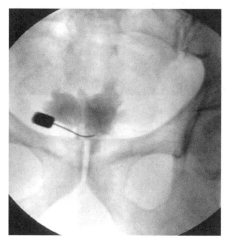

图 3-5-6　正位显示造影剂分布情况

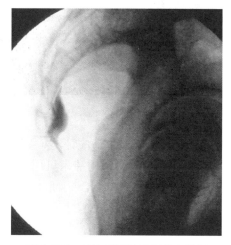

图 3-5-7　侧位显示造影剂分布情况

　　(2)CT 引导奇神经节阻滞术:术前开放静脉通道,患者取俯卧位,腹下垫软枕。CT 扫描 S_3 椎体至尾骨尖,根据轴向 CT 扫描图像,在骶尾关节前表面确定靶点并设计穿刺路径,在距离中线旁开 9~10cm 处做标记。常规消毒铺巾,1% 利多卡因局部麻醉,按预定穿刺路径采用 15cm 长穿刺针向靶点进行穿刺,逐次开机扫描,调整穿刺针的方向,直到穿刺针尖到达骶尾关节前表面(图 3-5-8)。回抽无血、无脑脊液后,注射 1ml 造影剂,CT 再次扫描可见造影剂在靶点附近充分扩散(图 3-5-9),进行三维重建(图 3-5-10)进一步确认针尖位置准确。回抽无血液、脑脊液,注射局部麻醉药 3~5ml。如果考虑症状由炎性因素导致,可在局部麻醉药中加入适量糖皮质激素类药物,如复方倍他米松、曲安奈德、甲泼尼龙等,发挥抗炎作用。完毕后,拔出穿刺针,使用无菌敷贴覆盖穿刺处。

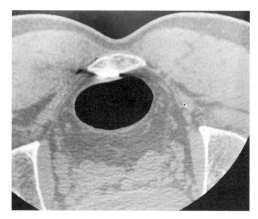

图 3-5-8　穿刺针到达骶尾关节前表面

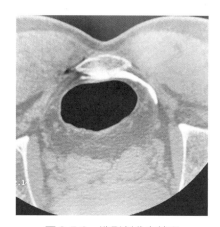

图 3-5-9　造影剂分布情况

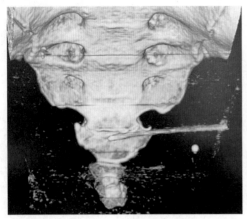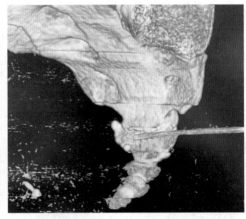

图 3-5-10 三维重建可见穿刺针到位情况

（3）奇神经节阻滞术适应证、禁忌证与注意事项

1）适应证：奇神经节阻滞术可用于治疗肿瘤所致会阴部交感神经源性疼痛、慢性尾骨痛、慢性会阴痛、慢性盆腔痛综合征、肛周疼痛、生殖器疼痛、慢性前列腺炎、慢性直肠炎等。

2）禁忌证：穿刺部位感染或有炎症；凝血功能障碍，有出血倾向者；对局部麻醉药过敏者。

3）注意事项：注意无菌操作，防止感染；给药前注意回抽，给药速度宜缓慢，防止局部麻醉药误入血管引起全身毒性反应；治疗室需配置监护仪和抢救设备；操作前应向患者告知，由于奇神经节的解剖位置和形状存在变异，因此治疗效果存在差异。操作者需熟知奇神经节的解剖及解剖变异，提高穿刺成功率。奇神经节阻滞术可能的副反应和并发症有直肠穿孔、出血、感染、椎间盘炎、膀胱和直肠功能障碍、性功能障碍、瘙痒、皮疹等，操作需谨慎。

4. 上腹下丛阻滞术 上腹下丛位于腹膜后，自 L_5 椎体的下 1/3 延伸至 S_1 椎体的上 1/3。支配盆腔内的大部分结构，包括输尿管、膀胱、尿道、子宫、卵巢、阴道、外阴、前列腺、阴茎、睾丸、盆底、降结肠和直肠等。上腹下丛阻滞术一般在 C 型臂、CT 及超声引导下进行穿刺治疗，本节主要介绍 C 型臂引导上腹下丛阻滞术。

（1）C 型臂引导上腹下丛阻滞术：术前开放静脉通道，患者取俯卧位。C 型臂下进行定位，在 L_5 椎体平面距中线 7cm 处的两侧皮肤上进行标记。常规消毒铺巾，1% 利多卡因局部麻醉后，采用 2 根 15cm 长的穿刺针于皮肤标记点处进行穿刺，C 型臂引导下不断调整穿刺针角度。到位后，正位图示穿刺针位于 L_5/S_1 旁正中区（图 3-5-11），侧位可见针尖位于 L_5/S_1 椎体交界处。回抽无血液、脑脊液后，注射造影剂 2~3ml，再次 C 型臂透视，正位图可见造影剂沿 L_5/S_1 旁正中区分布（图 3-5-12），侧位图示造影剂沿 L_5、S_1 椎体前外侧缘分布（图 3-5-13）。回抽无血液、脑脊液，每侧注射局部麻醉药 6~8ml。如果考虑症状由炎性因素导致，可在局部麻醉药中加入适量糖皮质激素类药物，发挥抗炎作用。完毕后，拔出穿刺针，使用无菌敷贴覆盖穿刺处。

（2）上腹下丛阻滞术适应证、禁忌证与注意事项

1）适应证：最初用于治疗源于恶性肿瘤的慢性盆腔痛；可用于治疗由子宫内膜异位症、盆腔炎、盆腔粘连等良性疾病引起的慢性盆腔痛；作为腹腔神经丛阻滞的辅助治疗方法，在缓解上腹部肿瘤引起的顽固性癌痛方面也有一定的疗效；用于缓解直肠癌引起的下坠、里急后重感；用于缓解经尿道前列腺切除术引起的慢性阴茎疼痛；用于继发性痛经患者；在全身麻醉剖宫产、子宫全切术中，手术人员可在肉眼直视下进行上腹下丛阻滞术，有助于缓解术后疼痛，促进快速康复。

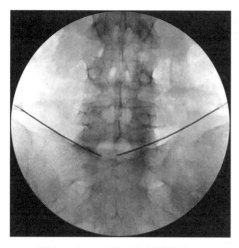

图 3-5-11 正位：针尖到位情况

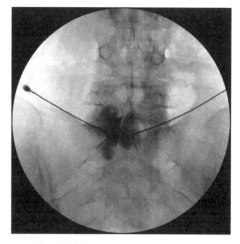

图 3-5-12 正位：注射造影剂后，穿刺针位置及造影剂分布情况

2）禁忌证：穿刺部位感染或有炎症；凝血功能障碍，有出血倾向者；对局部麻醉药过敏者。

3）注意事项：注意无菌操作，防止感染；给药前注意回抽，给药速度宜缓慢，防止局部麻醉药误入血管引起全身毒性反应；治疗室需配置监护仪和抢救设备；操作需谨慎，切勿损伤血管、神经等；操作者须熟知上腹下丛的解剖及解剖变异，提高穿刺成功率；可能的并发症有出血、尿失禁、短暂性低血压、L_5 神经根损伤、刺破髂血管和盆腔脏器等，操作前需向患者说明。

5. 髂腹股沟 - 髂腹下神经、生殖股神经阻滞术 髂腹下神经、髂腹股沟神经和生殖股神经被称为"边缘神经"，因为这些神经供应腹部和大腿之间的皮肤。由于神经的走行，下腹部手术切口或腹腔镜手术中

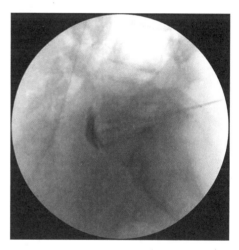

图 3-5-13 侧位 X 线可见注射造影剂后，针尖位于 L_5、S_1 椎体交界处

进行的套管针插入有损伤这些神经的风险。这些神经损伤后的神经病变患者会出现腹股沟疼痛，男性患者疼痛可延伸至阴囊或睾丸，女性患者疼痛可延伸至大阴唇和大腿内侧。这些神经的准确诊断阻滞对于理解临床问题的病因是重要的。由于神经的特点，无 C 型臂和 CT 等引导下的技术文献，本节主要介绍超声引导下髂腹股沟 - 髂腹下神经阻滞术和生殖股神经阻滞术。

（1）超声引导髂腹股沟 - 髂腹下神经阻滞术：患者仰卧位，选高频线性探头，方向垂直于腹股沟线，在髂嵴顶部的侧边缘可以看到髂前上棘的高回声影，然后倾斜探头，直到腹外斜肌、腹内斜肌、腹横肌都可视，下面可以检测到肠的蠕动。探头可能需要倾斜优化图像。一旦确定肌肉层，在这个平面上，髂腹股沟 - 髂腹下神经就会在腹内斜肌和腹横肌肌层之间显示，图 3-5-14A 实线箭头指示髂腹股沟神经（外侧）和髂腹下神经（内侧）。采用平面外或平面内技术超声实时指导下向神经穿刺，针尖端位于腹内斜肌和腹横肌肌肉之间的分裂筋膜平面，邻近髂腹股沟 - 髂腹下神经，图 3-5-14B 实线箭头指示穿刺针道位置。刺激神经诱导腹股沟区感觉异常，超声下注射 6～8ml 局部麻醉药，如果用于慢性疼痛患者，也可以添加类固醇例如复方倍他米松。

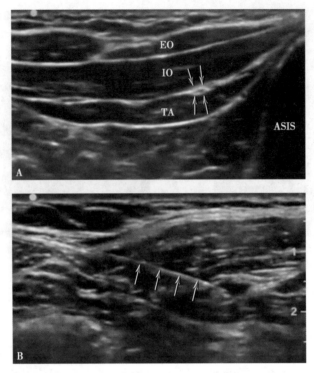

图 3-5-14　超声引导髂腹股沟 - 髂腹下神经阻滞术

A. 超声引导显示髂腹股沟 - 髂腹下神经，实线箭头指示髂腹股沟神经（外侧）和髂腹下神经（内侧）；

B. 超声引导髂腹股沟 - 髂腹下神经阻滞，实线箭头指示穿刺针道位置。

EO. 腹外斜肌；IO. 腹内斜肌；TA. 腹横肌；ASIS. 髂前上棘。

　　（2）超声引导生殖股神经阻滞术：生殖股神经的生殖支不能直接显示，超声扫描时寻找的主要结构是腹股沟管及其内容物（男性为精索，女性为圆韧带）。患者仰卧，使用高频线性探头，将探头置于腹股沟韧带下方的横断面上。在该平面股动脉被识别并定位在屏幕的中间。然后旋转探头，使得动脉位于长轴中。然后将超声探头向头侧移动以追踪股动脉，直到其深入腹部成为髂外动脉（图 3-5-15）。此时，股动脉浅表可见椭圆形或圆形结构，这一结构是腹股沟管，分别在男性、女性中包含精索、圆韧带。探头可以稍微向内侧移动，以追踪精索或圆韧带。在男性，精索内可见到动脉搏动，这些搏动代表睾丸动脉和输精管动脉。除动脉外，还可见到精索内的细管状结构，即输精管。在女性中，圆韧带很难被看到，目标是腹股沟管。使用平面外技术来引导针的放置，针在探针的侧面插入。穿刺针直接刺穿腹部深层筋膜并进入腹股沟管（图 3-5-15）。一旦针刺穿筋膜，用生理盐水分离证实在腹股沟管内扩散。将 4ml 的神经阻滞液注射在腹股沟管内、精索外，另有 4ml 在精索内。分开注射的原因是生殖股神经生殖支的解剖变异。局部麻醉药溶液不应含有肾上腺素，因为存在睾丸动脉血管收缩的风险。对于慢性疼痛的病例，除局部麻醉外，还可加用类固醇。

　　（二）学生实训

　　学生 2 人一组，1 人做记录，1 人在模型上模仿老师操作。老师进行纠错与再示范，直至学生操作正确。

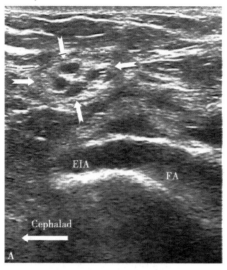
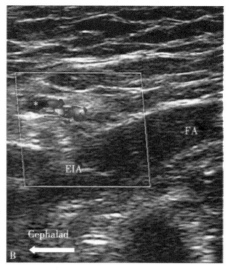
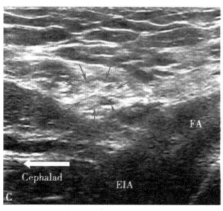

图 3-5-15　超声引导生殖股神经神经阻滞术

A. 男性患者的股动脉和髂外动脉长轴图，显示精索的横截面（由实线箭头表示）。红色虚线勾勒出腹部深层筋膜的轮廓。B. 与图 A 类似的彩色多普勒，显示精索内的血管。C. 与图 A 类似的视图，但为女性患者，显示子宫圆韧带（由实线箭头表示）。EIA. 髂外动脉；FA. 股动脉；Cephalad. 向头侧。

四、适应证、禁忌证和注意事项

（一）适应证

下腹部的外科手术，腹部和盆腔腹腔镜手术，术后腹股沟区疼痛；神经瘤形成的直接神经创伤；瘢痕组织或血肿的神经压迫。

（二）禁忌证

穿刺部位感染，有炎症；凝血功能障碍，有出血倾向者；对局部麻醉药过敏者。

（三）注意事项

1. 注意无菌操作，防止感染。

2. 给药前注意回抽，给药速度宜缓慢，防止局部麻醉药误入血管引起全身毒性反应。

3. 治疗室需配置监护仪和抢救设备；操作需谨慎，切勿损伤血管、神经等。

4. 操作者需熟知对应神经的解剖及解剖变异，提高穿刺成功率。操作前，应向患者充分告知操作步骤，穿刺过程中会有神经支配区麻木不适感。

5. 相关的并发症罕见。虽然会有局部淤青和压痛，但很少有真正的血肿形成；也可能意外穿刺到血管。

6. 因为缝合上去的移植物被穿透或者被感染会导致严重的并发症，故带有股动脉植入物的患者做神经阻滞时需要特别注意。

推荐阅读文献

[1] FADEL M G, PELTOLA L, PELLINO G, et al. The role of pudendal nerve block in colorectal surgery: a systematic review. J Invest Surg, 2021, 34(11): 1238-1245.

[2] KHODAVERDI S, ALEBOUYEH M R, SADEGI K, et al. Superior hypogastric plexus block as an effective treatment method for endometriosis-related chronic pelvic pain: an open-label pilot clinical trial. J Obstet Gynaecol, 2021, 41(6): 966-971.

[3] MALHOTRA N, GOYAL S, KUMAR A, et al. Comparative evaluation of transsacrococcygeal and transcoccygeal approach of ganglion impar block for management of coccygodynia. J Anaesthesiol Clin Pharmacol, 2021, 37(1): 90-96.

[4] SOUCY B, LUONG D H, MICHAUD J, et al. Accuracy of ultrasound-guided pudendal nerve block in the ischial spine and alcock's canal levels: a cadaveric study. Pain Med, 2020, 21(11): 2692-2698.

[5] URITS I, SCHWARTZ R, HERMAN J, et al. A comprehensive update of the superior hypogastric block for the management of chronic pelvic pain. Curr Pain Headache Rep, 2021, 25(3): 13.

（张伟波　邢倩倩）

第二节　盆底肌肉毒毒素注射技术

肉毒毒素（botulinum toxin, BTX）又称肉毒杆菌毒素或肉毒杆菌素，是肉毒杆菌在繁殖过程中产生的一种细菌外毒素，有强烈的神经毒性。肉毒毒素是150kD的多肽，由100kD的重（H）链和50kD轻（L）链通过一个双硫链连接起来。资料显示，肉毒毒素是迄今为止发现的毒性最强的一种生物毒素，其毒性相当于等量氰化钾的1万倍。依其毒性和抗原性不同，分为A、B、Ca、Cb、D、E、F、G等8个类型。目前临床常用的肉毒毒素产品主要是A型和B型。

肉毒毒素注射治疗的主要原理是肉毒毒素直接作用于神经肌肉接头处，通过阻断神经突触前膜SNARE蛋白的胞吐释放神经递质乙酰胆碱，从而导致肌肉松弛性麻痹。肉毒毒素本身并不对神经造成损害，也不会改变乙酰胆碱的产生，仅仅阻断了神经肌肉接头处的信息传递，而且是化学性的失神经作用，可以在3个月后通过神经的芽生重新恢复神经肌肉复合体的功能。

目前临床主要用于治疗肌肉功能的亢进（如肌张力障碍、面肌痉挛、肢体痉挛、斜视等）、自主神经系统紊乱（多汗症、多涎症、神经性膀胱功能亢进、肛裂、阴道/肛门痉挛等）、感觉神经系统疾病/疼痛综合征/抗炎性反应（紧张性疼痛、慢性偏头痛、疱疹后神经痛、腰痛等）、腺体疾病、内分泌细胞调节（生长激素/肢端肥大症等）等方面。

一、教学目的

1. 熟悉肉毒毒素注射治疗的作用机制、主要用途、检查流程、适应证、禁忌证及注意事项等。

2. 掌握超声引导下肉毒毒素注射治疗的关键操作，包括肉毒毒素药液的配制方法，耻骨直肠肌、肛门括约肌及尿道外括约肌的超声声像图特征，超声引导下肉毒毒素的注射。

3. 教学学时　0.5学时，教师示范、学生操作及教师纠错各三分之一。

二、教学准备

按单位条件准备超声诊断仪器，配备腔内探头及双平面探头（图3-5-16）。肉毒毒素药物一支、一次性消毒包一个、5ml注射器1支、1ml注射器2支、10ml生理盐水1支、5%利多卡因1支、23G穿刺针1支。

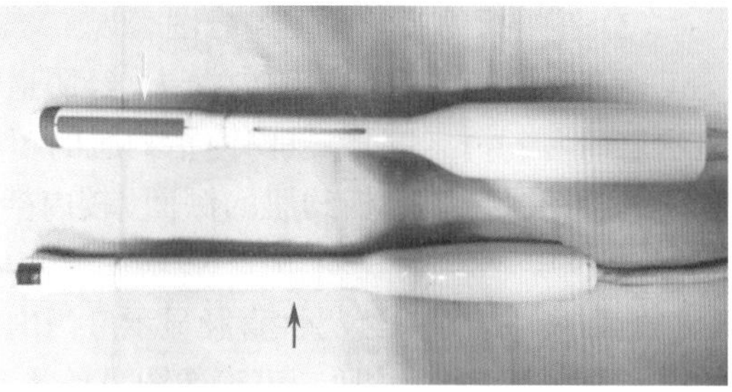

三、操作规范

（一）教师示范

1. 患者准备　进行直肠腔内检查前需适当灌肠或使用开塞露排空直肠内残便。

2. 检查体位　患者取膀胱截石位，仰卧于检查床上，双腿屈曲、外展。如果患者是男性，嘱其将阴茎龟头贴于腹壁正中，充分暴露会阴部。

3. 超声探头的选择　一般女性患者选用腔内探头，男性患者选用双平面探头。选择好探头后，表面涂抹适量耦合剂，用避孕套覆盖探头，排空避孕套与探头之间的空气，检查时动作轻柔。

4. 常规超声检查流程　检查前向患者做好解释工作，说明检查目的，消除患者的紧张情绪，得到患者的配合。患者取舒适的体位，将探头置于女性阴道外口或男性肛门内进行检查，插入肛门时可边旋转探头，边观察并向前推进，直到适宜的深度。

5. 耻骨直肠肌、肛门括约肌及尿道外括约肌的超声特征

（1）耻骨直肠肌的超声声像图表现

使用腔内探头经女性阴道外口显示直肠肛管的横切面，然后调整探头，直至肛管两侧的耻骨直肠肌完全显示，耻骨直肠肌超声声像图呈"U"型带状条索样偏高回声，内部回声连续，厚6～8mm（图3-5-17）。

使用双平面探头经男性直肠显示耻骨直肠肌，超声声像图显示的为耻骨直肠肌的横断面，声像图呈类圆形条索样偏高回声，直径6～8mm（图3-5-18）。

図3-5-16　不同超声探头
红色箭头指示为腔内探头；黄色箭头指示为双平面探头。

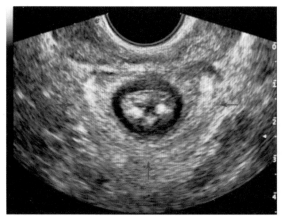

图3-5-17　经女性阴道外口显示耻骨直肠肌
红色箭头所示呈"U"型带状条索样偏高回声，内部回声连续。

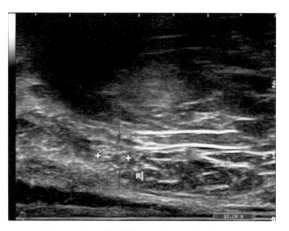

图3-5-18　经男性直肠显示耻骨直肠肌
红色箭头所示为耻骨直肠肌的横断面，声像图呈类圆形条索样偏高回声。

（2）肛门括约肌的超声声像图表现

检查女性患者时使用腔内探头，经阴道外口显示直肠肛管的横切面，然后调整探头，直至显示肛门内、外括约肌。肛门内括约肌的超声声像图呈环形低回声，紧贴黏膜层，厚2～3mm，肛门外括约肌位于内括约肌的深面，较内括约肌更厚，超声声像图呈环形高回声，厚2～4mm（图3-5-19）。

使用双平面探头经男性直肠显示肛门内、外括约肌，这种情况下显示的为肛门内、外括约肌的纵断面，肛门内括约肌超声声像图呈条状低回声，肛门外括约肌呈条状高回声（图3-5-20）。

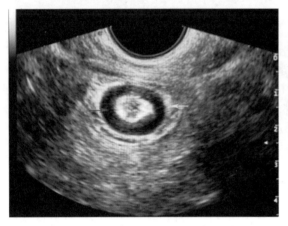

图3-5-19　经女性阴道外口显示的肛门内、外括约肌
肛门内括约肌的超声声像图呈环形低回声，紧贴黏膜层（红色箭头）；肛门外括约肌位于内括约肌的深面，超声声像图呈环形高回声（黄色箭头）。

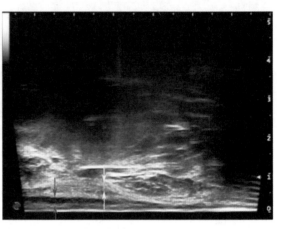

图3-5-20　经男性直肠显示肛门内、外括约肌
肛门内括约肌超声声像图呈条状低回声（红色箭头），肛门外括约肌呈条状高回声（黄色箭头）。

（3）尿道外括约肌的超声声像图表现：使用双平面探头经直肠对尿道外括约肌进行超声检查。超声探头进入男性直肠后，以纵切面显示前列腺和尿道，前列腺是观察尿道外括约肌的重要解剖标记，前列腺尖端即为尿道外括约肌，超声图像上前列腺尖端部下方的线状低回声区即为尿道外括约肌，厚1～2mm，可通过捏龟头观察尿道外括约肌的收缩情况。对于部分前列腺或尿道显示不清的男性患者，插入导尿管，帮助定位尿道，进而帮助定位尿道外括约肌。女性患者的尿道外括约肌不易显示，目前不推荐对女性患者行超声引导下肉毒毒素注射治疗（图3-5-21）。

6. 签署知情同意书

7. 注射剂量的确定　根据患者3D肛门直肠测压、肛管测压、排便造影、盆底肌超声弹性成像及肌电图等临床结果选择合适的注射剂量。

8. 肉毒毒素的溶解方法（常规使用A型肉毒毒素）

（1）从冰箱中取出，在室温下放置10～15分钟，使之与室温接近，易于融化。

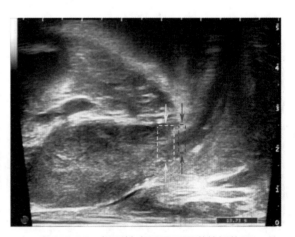

图3-5-21　经男性直肠显示尿道外括约肌
黄色虚线框：前列腺尖端部；红色虚线框：尿道外括约肌，超声声像图呈条状低回声。

（2）使用2ml生理盐水溶解肉毒毒素100U。

（3）溶化时，应将注射器针头贴在瓶内壁，缓慢推入生理盐水，使干粉状药物全部溶解，不可用力过猛；在溶化过程中，避免反复抽吸、减少震荡及泡沫形成，泡沫形成会使肉毒毒素蛋白变性，影响药物的效价。

（4）配制好的肉毒毒素溶液应立即使用；若在2～8℃冰箱中保存，需4小时以内用完。

（5）用2支1ml注射器连接23G穿刺针将配制好的肉毒毒素溶液全部抽出待用。

9. 超声引导下肉毒毒素注射治疗　常规碘伏消毒会阴部及肛周，铺无菌洞巾。超声探头涂适量耦合剂，用避孕套套住探头，再用碘伏消毒避孕套，将探头放置适当的位置显示拟注射肌肉，对拟进针点（一般选择会阴部3点或者9点位置）皮下注射适量5%利多卡因进行局部麻醉。当超声再次确认拟注射肌肉后，取配制好肉毒毒素的注射器，选择合适的进针路径，在超声引导下将肉毒毒素准确地注入痉挛肌肉。在超声直视下，根据肌肉的厚度可进行分层注射（两层或三层）或分点注射（同一平面不同部位），每一层或每一点注射10～30U。

（二）学生实训

学生2人一组，1人做记录，1人在盆底模型上模仿老师操作。老师进行纠错与再示范，直至学生操作正确。

四、适应证、禁忌证和注意事项

（一）适应证

1. 超声引导下耻骨直肠肌及肛门外括约肌肉毒毒素注射技术

（1）不能完全排空大便或长期大便排空困难，即使持续使用灌肠、泻药、手法等协助方式。

（2）粪便排空次数小于每周3次。

（3）体格检查发现做努力排便时不能松弛盆底肌，可触及肥厚的耻骨直肠肌环。

（4）排粪造影不能实现钡剂排空，在静息及在排空之间的肛门直肠角未见明显增大，耻骨直肠肌压迹、直肠肛管结合部后缘呈平板状改变。

（5）肌电图检查提示耻骨直肠肌或肛门外括约肌反常收缩。

（6）肛门直肠测压发现用力排便动作时的肛管静息压、肛管最大收缩压水平增高。

2. 超声引导下肛门内括约肌肉毒毒素注射技术　通过病史（排便期间或排便后至少3个月出血和/或疼痛）和体格检查（包括指检和肛门镜检查），确诊为肛裂，保守治疗效果不佳。

3. 超声引导下尿道外括约肌肉毒毒素注射技术

（1）尿流动力学诊断为逼尿肌括约肌协同障碍。

（2）神经系统症状近3个月无进展加重。

（3）无法自主排尿或排尿后，残余尿量大于150ml。

（4）口服药物无效。

（二）禁忌证

1. 存在严重的凝血功能障碍或重症肌无力的患者。

2. 精神异常、自控能力差或肉毒毒素既往治疗无效的患者。

3. 过敏体质或对肉毒毒素及人血清白蛋白过敏的患者。

4. 2周内曾使用与毒素代谢有影响或易致出血的药物（如氨基糖苷类抗生素、青霉胺、奎宁、吗啡、钙通道阻滞剂、阿司匹林、激素等），这些药物会提高毒素的毒性。

5. 孕妇和哺乳期女性。

6．发热、急性传染病、心肝肺肾等重要脏器疾病、结缔组织病、活动性肺结核、血液病及12岁以下儿童。

7．因女性患者的尿道外括约肌不易显示，故女性患者不适宜行超声引导下尿道外括约肌肉毒毒素注射治疗。

（三）注意事项

1．注射前 注意回抽，无血液时才能将肉毒毒素注入，以防止肉毒毒素经血液广泛扩散，导致系统性并发症的发生。

2．注射后 留针20秒以利药物充分弥散吸收，防止药物流出。

3．拔针后 观察注射部位有无渗血及血肿，必要时进行压迫。

推荐阅读文献

[1] CHAICHANAVICHKIJ P, VOLLEBREGT P F, SCOTT S M, et al. Botulinum toxin type A for the treatment of dyssynergic defaecation in adults: a systematic review. Colorectal Dis, 2020, 22（12）: 1832-1841.

[2] RASETTI-ESCARGUEIL C, LEMICHEZ E, POPOFF M R. Variability of botulinum toxins: challenges and opportunities for the future. Toxins（Basel）, 2018, 10（9）: 374.

[3] TEHRAN D A, PIRAZZINI M. Novel botulinum neurotoxins: exploring underneath the iceberg tip. Toxins（Basel）, 2018, 10（5）: 190.

（李 强 叶 晔）

第三节 盆底针刺治疗技术

1979年世界卫生组织提出并建议在全世界推广应用的针刺治疗病症有43种，其中盆底功能障碍性疾病2种。随着针灸病谱的扩大，针刺治疗盆底功能障碍性疾病的效果获得肯定。

中医学认为盆底疾病的病机为气虚、肾虚和湿热，膀胱气化失司、肾气不足、脾失运化、肝失疏泄、肺气失司、二焦失司。针灸通过经络、腧穴的传导作用，着眼于纠正机体阴阳、气血的偏盛偏衰，应用一定的操作手法，治疗全身疾病，从而达到"内病外治"的目的。20世纪90年代以来，神经调节的概念越来越受重视，骶神经调节为盆底功能障碍性疾病的治疗提供新途径，特别是尿失禁、尿潴留、慢性便秘和大便失禁，针刺治疗大便失禁的改善率与骶神经调节相似，治疗后肛门括约肌张力增加，直肠敏感阈值提高，且针刺治疗的创伤小、操作简单，门诊即可完成。

针刺治疗盆底功能障碍性疾病的文献中，电针出现频率最高，以局部取穴为主，尤其是腰骶部、膀胱经和任脉穴位，取穴频次最高的是八髎穴。八髎穴位于4对骶后孔中，是上髎（S_1）、次髎（S_2）、中髎（S_3）和下髎（S_4）的总称。骶后孔有骶神经后支通过，骶前孔有骶神经前支由此进入盆腔，组成骶丛。八髎穴下的神经冲动传入$S_1 \sim S_4$节段，与骶髓排便中枢（$S_2 \sim S_4$）接近。针刺八髎穴可刺激$S_2 \sim S_4$神经节段，调节支配盆内脏器的盆神经和支配盆底的阴部神经，改善盆腔脏器和盆底肌功能，与骶神经调节有相似之处。八髎穴和尾骶部穴是针刺治疗盆底功能障碍性疾病的研究热点。

一、教学目的

1．熟悉针刺治疗盆底疾病的临床操作规范与流程。

2. 掌握针刺治疗盆底疾病相关穴位定位及针刺手法,电针操作方法。

3. 教学学时　1学时。

二、教学准备

准备针灸针(0.75mm×100mm,0.30mm×50mm,0.3mm×40mm),为方便学生操作可以使用一次性针灸管针,电针仪,75%乙醇棉球,无菌干棉球及棉签,弯盘,锐器盒。

三、操作规范

(一)教师示范

1. 确定需要针刺的穴位,按穴位准备合适的针具　通常根据患者的形体胖瘦及不同施针部位选择长短、粗细适宜的针具,基本要求是针刺入体内后针根露在体外1~2cm为宜。四肢穴位选用1.5寸,腰部穴位选用2寸,骶尾部八髎穴及会阳穴采用4寸针灸针。

2. 患者准备　针刺腹部的穴位要求患者排空小便。

3. 患者体位　根据行针的需求及患者身体状况采用合适的体位。

(1)仰卧位:适合前身部的腧穴。

(2)俯卧位:适合背部的腧穴。

(3)侧卧位:适合侧身部的腧穴。

(4)俯伏坐位:适合头顶、枕项部的腧穴。

4. 定点、定穴　根据体表解剖定位、骨度分寸定位、指寸定位等,用手揣摩按压欲针之处,确定穴位。

5. 消毒

(1)医师手指消毒:针刺前清洁双手,再用75%乙醇棉球擦拭手指,尽量避免手指直接接触针身。

(2)针刺部位消毒:用75%乙醇棉球从腧穴部位的中心点向外绕圈消毒。

6. 做好解释　施针前向患者交代针刺治疗产生的各种感觉及正常反应。

7. 进针　针刺时,力争微痛或无痛刺入,同时需要注意确定针刺角度、方向和深度。

8. 行针　通过提、插、捻、转等不同的操作方式的变化组合来达到针刺得气感。

9. 留针　按照具体治疗需要,选择相应留针时间。一般盆底疾病的留针时间在30~60分钟,同时可间歇行针或配合电针、温针。

10. 电针操作要求

(1)检查电针仪电源开关,使用干电池的主机要备好电池,并确保电量充足;检查输出电极线,并保证导电性能良好,确保电针仪正常工作。

(2)针刺得气后,打开电针仪的电源开关,选择适当波型。将电针仪输出电位器调至"0",再将电针仪的两根导线分别连接在两根针柄上。

注意:颈项、脊柱两侧及心前区等部位,不能横贯通电,避免电流回路通过脊髓和心脏。选择波型,连续波或断续波,连续波分为疏波和密波,通过频率按钮选择调节。密波:高频,频率一般在50~100Hz,能降低神经应激功能,常用于镇痛、镇静、缓解肌肉和血管痉挛、针刺麻醉等。疏波:低频,其频率为2~5Hz,刺激作用较强,能引起肌肉收缩,提高肌肉韧带的张力,常用于治疗痿证和各种肌肉、关节、韧带、肌腱的损伤等。疏密波:疏波、密波节律性交替出现,交替持续的时间各约1.5秒,机体不易产生耐受,能提高肌肉组织的兴奋性,具有增强代谢、促进血液循环、改善组织营养、消除炎症水肿等作用，对横纹肌有良好的刺激收缩作用，常用于外伤、关节炎、痛证、面瘫、肌无力等病证。

（3）根据疾病要求确定波型后，慢慢旋转电位器，由小到大逐渐调节输出电流到所需输出值（患者有酸麻感，局部肌肉肉眼可见收缩），注意不可突然增强，以防止引起肌肉强烈收缩，造成弯折针。

（4）通常通电 30～60 分钟。在电针通电过程中注意观察患者的耐受程度，以及导线有无脱落，患者有无晕针、弯针、折针等情况。

（5）电针完毕，将电位器拨回归零，关闭电源，拆除连接在针体上的输出导线。

11. 出针　出针前要稍捻转针柄，待针下感轻松滑利时方可出针。出针时，按照"先上后下、先内后外"的顺序进行，左手持一消毒干棉签按压穴位，右手拇、示指持针柄，捻针退出皮肤，动作轻柔。出针后，按压针孔片刻，以防出血，尤其是面部和头部等易出血的部位，应按压较长时间。出针后应清点针具，将针具弃于利器盒内。

12. 针刺盆底疾病关键操作——腧穴"骶四针"定位及针刺要点

（1）上针刺点：下髎穴位于骶骨边缘旁，平第 4 骶后孔水平处（双侧）。使用 100mm 长针直刺，针刺深度为 3～3.5 寸，使针感达尿道或肛门。

（2）下针刺点：会阳穴位于尾骨尖旁开 0.5 寸（双侧），使用 100mm 长针，向外侧（坐骨直肠窝方向）斜刺 2.5～3.5 寸，使针感达尿道。

针感达上述部位后接电针仪。电针采用连续波，频率 2Hz，刺激强度以患者不觉难受为度，每次持续 60 分钟。电针期间需保持盆底肌以尿道为中心有节律地向上（头部方向）强烈收缩的感觉。

（二）学生实训

学生 2 人一组，1 人做患者，1 人做针刺操作模仿。老师进行纠错与再示范，直至学生操作正确。

四、适应证、禁忌证和注意事项

（一）适应证

1. 尿失禁。

2. 尿潴留。

3. 大便失禁。

4. 便秘。

5. 慢性盆腔痛。

6. 盆腔器官脱垂。

7. 性功能障碍。

（二）禁忌证

1. 恶性肿瘤患者。

2. 女性月经期及妊娠女性。

3. 自发性出血或损伤后出血不止者。

（三）注意事项

1. 患者紧张、饥饿、疲劳时，不宜立即针刺；患者体质虚弱、气血不足时，针刺手法不宜过重，并尽量采用卧位。

2．皮肤有感染、溃疡、瘢痕或肿瘤部位，不宜针刺。

3．对尿潴留等患者在针刺小腹部的腧穴时，应掌握适当的针刺方向、角度、深度等，以免刺伤膀胱等器官。

4．安装心脏起搏器者禁止应用电针。

推荐阅读文献

[1]　汪安宁. 针灸学, 3 版. 北京: 人民卫生出版社, 2014.

[2]　汪司右, 陈国美, 李丽会. "骶四针"疗法治疗女性压力性尿失禁. 上海针灸杂志, 2016, 25(5): 15-17.

[3]　LIU Z, LIU Y, XU H, et al. Effect of electroacupuncture on urinary leakage among women with stress urinary incontinence: a randomized clinical trial. JAMA, 2017, 317(24): 2493-2501.

（陈文君　寿依群）

第四节　间歇清洁导尿

间歇清洁导尿是指在清洁条件下，定时将尿管经尿道插入膀胱，规律排空尿液的方法。清洁的定义是所用的导尿物品清洗干净，将会阴部及尿道口用清水清洗干净，无须消毒，插管前使用洗手液洗净双手即可，不需要无菌操作。间歇导尿术被国际尿控协会推荐为协助神经源性膀胱患者排空膀胱最安全的首选措施，是协助膀胱排空的金标准。

一、教学目的

1．熟悉间歇清洁导尿的适应证及禁忌证。

2．掌握并能熟练运用间歇清洁导尿的操作。

3．教学学时　0.5 学时，教师示范、学生操作及教师纠错各三分之一。

二、教学准备

准备一次性间歇导尿管、洗手液、消毒湿巾、薄膜手套、集尿器。

三、操作规范

（一）教师示范

1．采用七步洗手法使用流水洗手。

2．协助患者取舒适半卧位或坐位，脱下近侧裤管至对侧腿上，分开双腿，充分暴露会阴部。

3．清洗会阴部。使用清水清洁会阴部，并使用清洁干毛巾擦干（可由患者本人或家属完成）。

4．准备一次性间歇导尿管，撕开包装袋，悬挂于患者身旁或治疗车旁待用。

5．取消毒湿巾，男患者翻开包皮，由里向外清洗尿道口及周围皮肤，女患者由里向外、由上向下清洗大小阴唇、尿道口至会阴处皮肤，均再次清洁尿道口。

6．取间歇导尿管，撕开导尿管头端包装，尾端接集尿器，采用无触摸方式将导尿管插入尿道。

（1）女患者插入 2~3cm 有尿液流出后再置入 1~2cm，确保导尿管充分进入膀胱中。

（2）男患者握住阴茎，使其与腹部呈 60°角，缓慢将导尿管插入尿道口，插入 18~20cm 有尿液流出后再置入 2~3cm，确保导尿管充分进入膀胱中。

7. 尿液停止流出后，拔出导尿管约 1cm，确认是否仍有尿液流出，如发现仍有尿液流出，应稍作停留至无尿液流出，最后完全拔出导尿管，擦拭尿道口。

8. 脱手套，整理床单位。

9. 至污物间处理污物，洗手。

10. 记录日期、时间、尿量、性状、颜色及操作过程中遇到的问题。

（二）学生实训

学生 2 人一组，1 人做护士，1 人做患者，模仿老师操作。老师进行纠错与再示范，直至学生操作正确。

四、适应证、禁忌证和注意事项

（一）适应证

1. 神经系统功能障碍，如脊髓损伤、多发性硬化、脊柱肿瘤等导致的排尿问题。

2. 非神经源性膀胱功能障碍，如前列腺增生、产后尿潴留等导致的排尿问题。

3. 膀胱内梗阻致排尿不完全。

4. 常用于的检查包括获取尿液检测的样本、精确测量残余尿量、经阴道或腹部的盆腔超声检查前充盈膀胱、尿流动力学检测。

（二）禁忌证

1. 不能自行导尿且照顾者不能协助导尿的患者。

2. 缺乏认知导致不能配合插管者或不能按计划导尿者。

3. 尿道生理解剖异常，如尿道狭窄、尿路梗阻和膀胱颈梗阻。

4. 可疑的完全或部分尿道损伤和尿道肿瘤。

5. 膀胱容量<200ml。

6. 膀胱内感染伴有全身症状者。

7. 严重的尿失禁。

8. 每日摄入大量液体无法控制者。

9. 经过治疗，仍有膀胱自主神经异常反射者。

（三）注意事项

1. 切忌待患者尿急时才排放尿液。

2. 如导尿过程中遇到障碍，应先暂停 5~10 秒并把导尿管拔出 3cm，然后再缓慢插入。

3. 在拔导尿管时遇到阻力，可能是尿道痉挛所致，可等待 5~10 分钟再拔。

4. 插管时动作应轻柔，切忌用力过猛过快致尿道黏膜损伤。

5. 每次导尿情况应记录在专用的表格上。

6. 在进行间歇导尿前 1~2 日教会患者按计划饮水，24 小时内均衡地摄入水分，每日饮水量控制在 1 500~2 000ml。

7. 并发症包括尿路感染、尿道损伤、出血、生殖系统感染、膀胱过度膨胀、尿失禁、尿道狭窄、膀胱结石、自主神经异常反射。

推荐阅读文献

[1] GROEN J，PANNEK，JURGEN，et al. Summary of European association of urology guidelines on neurourology. EuroPean Urology，2016，69（2）：324-333.

[2] MORGAN S. Recognition and management of autonomic dysreflexia in patients with a spinal cord injury. Emerg Nurse，2020，28（1）：22-27.

[3] SHOUMAN K，BENARROCH E E. Segmental spinal sympathetic machinery：implications for autonomic dysreflexia. Neurology，2019，93（8）：339-345.

[4] POWELL C R. Not all neurogenic bladders are the same：a proposal for a new neurogenic bladder classification system. Transl Androl Urol，2016，5（1）：12-21.

[5] 中国康复医学会康复护理专业委员会. 神经源性膀胱护理实践指南（2017 年版）. 护理学杂志，2017，32（4）：1-7.

（邹朝君）

索 引